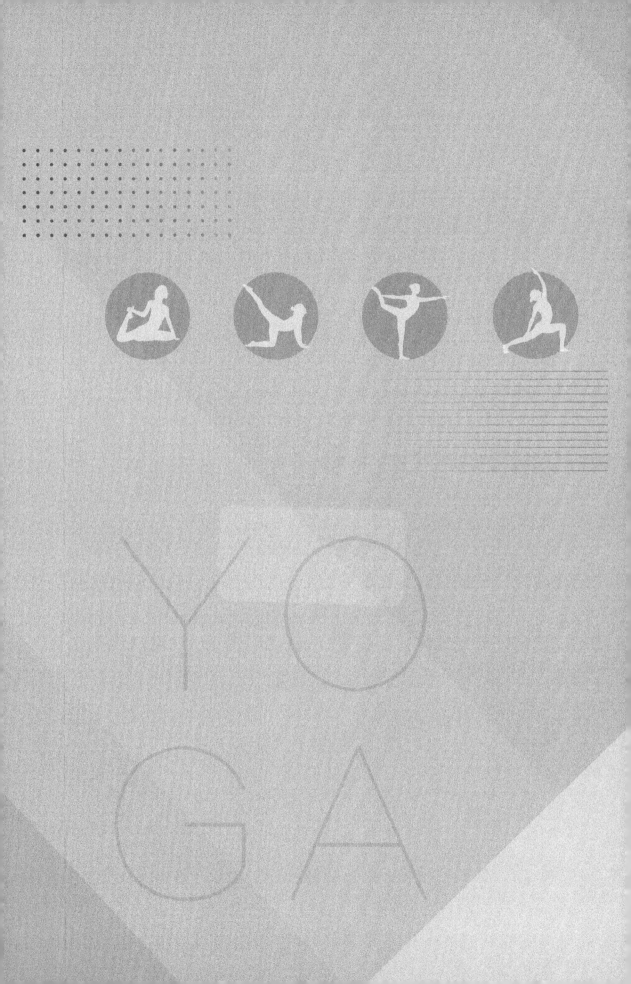

大众瑜伽

初学者进阶教程

DAZHONG YUJIA

CHUXUEZHE JINJIE

JIAOCHENG

吴梦菜/著

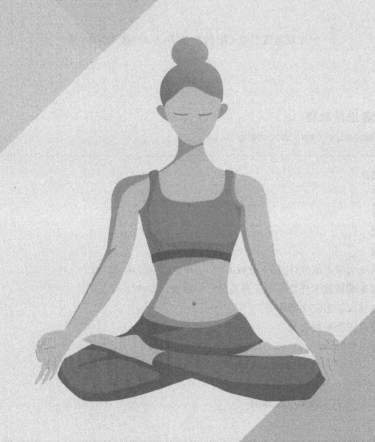

华中科技大学出版社
http://www.hustp.com
中国·武汉

内 容 简 介

本书理论与实践紧密结合。理论部分系统、全面地介绍了瑜伽的起源、发展、基础知识及运动前后的注意事项及瑜伽养生;实践部分则根据瑜伽练习者的需求,分单人、双人和器械瑜伽,单人瑜伽和双人瑜伽都提供了初、中、高级组合课程,组合课程是根据各类体式综合编排而成的,适合大众人群逐步完善学习。

图书在版编目(CIP)数据

大众瑜伽:初学者进阶教程/吴梦莱著.—武汉:华中科技大学出版社,2021.1(2024.7 重印)
ISBN 978-7-5680-0951-5

Ⅰ.①大… Ⅱ.①吴… Ⅲ.①瑜伽-教材 Ⅳ.①R161.1

中国版本图书馆 CIP 数据核字(2020)第 219016 号

大众瑜伽:初学者进阶教程

吴梦莱 著

Dazhong Yujia:Chuxuezhe Jinjie Jiaocheng

策划编辑:胡弘扬
责任编辑:李家乐
封面设计:刘 婷
责任校对:李 弋
责任监印:周治超
出版发行:华中科技大学出版社(中国·武汉)   电话:(027)81321913
         武汉市东湖新技术开发区华工科技园   邮编:430223
录　排:华中科技大学惠友文印中心
印　刷:武汉邮科印务有限公司
开　本:787mm×1092mm　1/16
印　张:18.75
字　数:428 千字
版　次:2024 年 7 月第 1 版第 2 次印刷
定　价:49.80 元

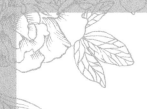

前言

　　瑜伽，在印度文化中被人们称为"世界的瑰宝"。如今它作为一种时尚的健身方式走进我们的生活，帮助我们在塑造完美形体的同时，让我们回归宁静、祥和，变得自信。

　　瑜伽在大多数情况下可以与身体的行为有着具体的对应。例如，意志力促使我们开始从脚到头尽力向上伸展身体以对抗地心引力；而有意识地控制或延长单脚、双脚或双手的平衡时间，带来的却是安然自制；顽强则是在各种瑜伽体式中伸展数分钟的过程中获得的；而平静却来自悄然持续的呼吸和肺部扩张……练习瑜伽能给予我们最基本的身心协调与均衡，不懈练习瑜伽，能净化和激活身体的每一个细胞，从而最大限度地释放身体的潜能。

　　瑜伽可以有针对性地塑造形体并消除身体日常的紧张状态，协调并防止因长期的学习工作和生活的压力所造成的诸多不良后果。常年生活在城市中的人们由于工作、生活、学习压力，长期处于亚健康状态，而瑜伽中的冥想本质是一种想象性的心理治疗方法，通过集中地观想一个对象而使人心智专注，并通过积极的想象，将健康、开放的意识注入我们的精神之中，帮助深陷重重压力之下的现代人释压、定心、重获身心自由，找寻到爱、快乐和幸福的真谛。

　　人除了应拥有健康、美丽的身体之外，也应拥有健康、美丽的心灵。我们总是为疲惫的身体寻找减压的途径，却常常忘记给自己的心灵寻找养分，而身心双修的瑜伽是再好不过的养心术，是现代人需要的修心养料，它可以为我们清理心灵上的忧虑和烦恼。

若想实现身、心的和谐统一，修习者必须了解瑜伽的体式、理论、流派特点和冥想方法，将所有练习融会贯通，才能体会到瑜伽的本质，收获瑜伽带来的巨大益处。本书系统介绍了瑜伽的发展、起源和各个流派，清晰讲解了各基础动作和体式的详细步骤和注意事项，满足了初学者的需求；在单人和双人的练习场景中，为想不断提高自身锻炼能力的瑜伽爱好者设计了初级、中级、高级进阶的减脂、形体组合瑜伽和针对各部位锻炼的瑜伽组合，解决了修习者不会系统地自我创编综合性的瑜伽练习的问题，同时也解决了不会自我锻炼的难题。

　　本书全面、实用、专业，涉及范围十分广泛，各个层次的人都能在其中找到适合自己的锻炼需求。其不仅可以全面综合地了解瑜伽常识，更可尽情体验瑜伽世界的乐趣。

　　本书能顺利完成，需特别感谢李楠和黄艳红两位老师，为书中瑜伽动作提供图片支持。同时恳请各位专业人士多提宝贵意见，以使本书不断充实和完善。

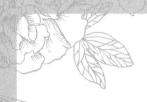

瑜伽初学者进阶教学视频

二维码使用说明

　　为便于本书读者有效进行瑜伽进阶训练,作者吴梦莱老师录制了瑜伽教学分解视频,便于读者有效练习。

　　读者第一次登录,需要利用智能手机通过微信扫描上方二维码,授权进入注册页面,填写注册信息。按照提示输入手机号,获取验证码,并设置登录密码,点击立即注册,注册成功。接着提示输入学习码,需刮开图书封底学习码防伪涂层,输入13位学习码(正版图书拥有的一次性使用学习码),输入正确后提示绑定成功,即可查看在线教学视频。

　　手机第一次登录成功,以后可直接在微信端扫码登录,重复查看视频资源。

目 录

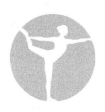
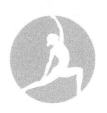

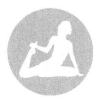
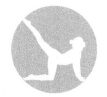
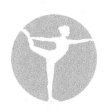
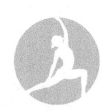

第一章

瑜伽的起源和发展

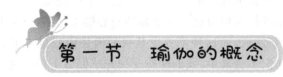

第一节 瑜伽的概念

瑜伽(Yoga),最早是从印度梵语"Yuj"而来,在梵文里是驾驭牛马或给牛马套上用具的意思,后来引申为"联系""结合""一致"或"和谐"的意思,翻译成英文"Yoga",被赋予了"个人灵魂和宇宙灵魂的结合"新的内涵,即通过身体、精神和灵魂的统一实现个人与心灵的结合,也是瑜伽修行最完美的状态和最终的目的。而练习瑜伽的人被称为瑜伽修行者(在梵语中称为瑜伽男修行者(阳性)或瑜伽女修行者(阴性)),这些名称都是意指那些在通向瑜伽道路上取得很大进步的高水平修行者。瑜伽一直在印度文化中扮演着重要的角色,后来也对其他国家的文化产生了深远影响。

瑜伽是一种集体育和智育于一身的运动练习方法。它不同于体操和舞蹈,也不同于一味的有氧练习,只有当呼吸、意识和姿势结合成一体时才是真正的瑜伽练习。现代社会,人人都会因为面临压力而感到紧张,各种压力引发的疲劳会使人体内分泌失调、各机能系统失去平衡,这就是现代人所表现的"都市病",而这些问题是可以通过瑜伽练习来缓解甚至消除的。根据瑜伽的理论,人的身体、精神和灵魂的能量若能互相配合,就会健康;反之,就会因为系统失调而生病。人们认为,神经系统能否发挥其正常功能,是身心健康的关键。瑜伽中的各种动作练习和冥想练习,十分有益于整个神经系统的锻炼,经常正规地练习瑜伽,可以

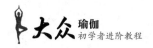

使神经系统达到平衡,进而使身体各系统得到调理。所以说,瑜伽是一项真正意义上的身心双修的练习。

通过瑜伽调身的体位法、调息的呼吸法、调心的冥想法等的练习有助于达到自身与自然的和谐与统一,运用身体与呼吸调节大脑与情绪,获得身体和心灵的健康。

第二节 瑜伽的起源

瑜伽发源于印度北部的喜马拉雅山麓地带,古印度瑜伽修行者在大自然中修炼身心时,无意中发现许多动物天生具有治疗、放松、睡眠或保持清醒的方法,患病时能不经过任何治疗而自然痊愈。于是古印度瑜伽修行者根据动物的姿势观察、模仿并亲自体验,创立出一系列有益身心的锻炼系统,也就是体位法。

历经了几千多年的锤炼,瑜伽的体式、理论、流派特点和冥想方法已逐步成熟完善,并带给人们生活上质的变化。瑜伽中的治愈法,从某种角度来说更注重身体的练习,更容易被人们理解和接受并能获得立竿见影的效果,因此,在广泛传播到世界每一个角落的同时,也成为风靡全球的健身方式,让世世代代的人们从中获得身心的健康。

和谐、平衡的锻炼境界使我们通往一个全新的身心健康之路,赋予我们对自身能力和人生的可能性很多奇妙的新发现,而这种境界也是我们通往内心世界的道路。当我们踏上瑜伽修习的这条道路时,我们不会孤单,我们能感受到先辈们留下的足迹。我们会发现自己仿佛身处在一条历史长河中,这条长河夹带着几世纪以来无数精神追求者的希望和梦想,推动着我们沿着精神之旅不断前进,在通往愉悦的瑜伽修行道路上,瑜伽练习者也能更加接近内心精神世界的幸福感。

知识链接

瑜伽日

2014年12月11日,联合国大会宣布6月21日为国际瑜伽日,2015年举办了首届6.21国际瑜伽日。

设立6.21国际瑜伽日的决议草案由印度提出,获得175个成员国支持。该提议最初由印度总理纳伦德拉·莫迪在第69届联合国大会上提出,他说:"今天,我要强调的是,瑜伽是我们古老传统的宝贵礼物。瑜伽体现了心灵和身体的统一、思想与行动的统一,这种整体方法有益于我们的健康和福祉。瑜伽不仅仅是锻炼,它是一种发现自己、世界与自然三者合为一体的方式。"

之所以将 6 月 21 日定为国际瑜伽日,莫迪总理表示:这是北半球一年中最长的一天,对于世界上很多国家而言有着特殊的意义。该决议指出:个人和全民作出更健康的选择和采取有利于身体健康的生活方式十分重要。在这个方面,世界卫生组织已经敦促成员国鼓励国民多进行身体活动。目前,身体活动不足是全球导致死亡的十大原因之一,也是包括心血管疾病、癌症、糖尿病在内的非传染性疾病的一个主要风险因素。

但瑜伽不仅仅只是一项身体的运动。在对决议进行投票之前,大会第 69 届会议主席萨姆·库泰萨强调:"数世纪以来,各行各业的人们修习瑜伽,认识到瑜伽独具令人身心合一的特点。瑜伽实现了思想与行动的和谐统一。"

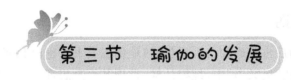

第三节　瑜伽的发展

近年来在世界多个不同地方流行和大热的瑜伽,不只是一套流行或时髦的健身运动这么简单。瑜伽是一个非常古老的能量知识修炼方法,集哲学、科学和艺术于一身。古代的瑜伽信徒发展了瑜伽体系,因为他们深信通过运动身体和调控呼吸,可以控制心智和情感,以及保持永远健康的身体。现代学者将瑜伽分为四个阶段。

一、前古典时期

由公元前 5000 年开始,直到《梨俱吠陀》的出现为止,约有 3000 多年的时期,是瑜伽原始发展、缺少文字记载的时期。此时,瑜伽由一个原始的哲学思想逐渐发展成为修行的法门,其中的静坐、冥想及苦行,是瑜伽修行的中心。

二、古典时期

公元前 15 世纪,婆罗门教的宗教经典《吠陀经》笼统地提出了瑜伽的概念,是瑜伽有文字记载的开始,之后到《奥义书》更精确地记载瑜伽,再到《薄伽梵歌》的出现,完成了瑜伽行法与吠檀多哲学的合一,使瑜伽这一民间的活动实践变为正统,由强调行法到行为、信仰、知识三者并行不悖。

大约在公元前 300 年,印度圣哲帕坦伽利创作了《瑜伽经》,印度瑜伽在其基础上真正成形。在此之前,瑜伽已经有了很长的实践期,但是没有任何人给瑜伽一个系统的解释,帕坦伽利创造了一个整体的瑜伽体系。帕坦伽利指出瑜伽不是一种理论,它更多的是一个实践,如果要成为一位真正的瑜伽人，不是只懂瑜伽理论，而应是实践瑜伽。《瑜伽经》的出现也给古典瑜伽的理论奠定了基础。全书共195章节，赋予了瑜伽所有理论和知识，在这部著作里，帕坦伽利阐述了瑜伽的定义、瑜伽的内容、瑜伽给身体内部带来的变化等等。帕坦伽利提出了瑜伽的八分支，也是瑜伽修习的八个步骤：制戒（Yama）、内制（Niyama）、体式（Asana）、呼吸控制（Pranayama）、制感（Pratyahara）、专注（Dharana）、冥想（Dhyana）、入定（Samadhi），意在传播瑜伽的智慧精髓。

帕坦伽利的伟大在于他没有偏见地系统整理了当时流行的各种宗派，又结合古典数论的哲学体系，使瑜伽为印度正派哲学所承认，瑜伽也因此影响了印度的各种哲学而取得了印度文明的重要地位。书中充满对身心世界的探索，告诉人们最为根本的道德，书中的所有智慧并不能被后人完全解释，历代大师不断地撰写关于《瑜伽经》的书籍，思想在瑜伽修行者的生活中处处体现。古典时期的特征之一便是在修习瑜伽功的同时研读圣书，强调物质必须与精神分离，才可得到精神的至普境界。《瑜伽经》指引瑜伽者完成心灵的旅程，所以帕坦伽利被尊为瑜伽之祖。

三、后古典时期

《瑜伽经》以后，为后古典瑜伽。主要包括《瑜伽奥义书》、密教和河陀瑜伽。《瑜伽奥义书》有二十一部，在这些"奥义书"中，纯粹认知、推理甚至冥想都不是达到解脱的唯一方法，它们需要通过苦行的修炼技术所导致的生理转化和精神体会，才能达到梵我合一的境界。因此，产生了节食、禁欲、体位法、七轮等，加上咒语、手印、身印、尚师之结合，是后古典时期瑜伽的精华。

瑜伽的产生和人类历史的进步是相随的。随着生产力水平的逐渐提高，剩余产品转换为社会财富，人类不再仅仅满足于温饱和生存，转而追求精神和文化等更高一级的思维享受，由此逐步产生了我们现在的文明，如绘画、陶瓷、音乐等。后古典瑜伽的时代催生了丰富的瑜伽文学创作与各异的修习分支，其中包括瑜伽气功（Hatha）与密教瑜伽哲学经典（Tantra）以及如雨后春笋般建立的瑜伽专门学校。后古典瑜伽不再渴求从现实中解脱，而是强调捕捉现在的时刻，接受现实。

在印度民族资本主义兴起时期，瑜伽思想成为反殖民、反封建斗争的思想武器，同时传统的瑜伽思想也在新的时代下吸收新思想、新文化，得到了新的发展。19世纪的"克须那摩却那"是现代瑜伽之父。其后的"爱恩加"和"第斯克佳"是圣王瑜伽的领导者。另外，印度锡克族的"拙火瑜伽"和"湿婆阿兰达瑜伽"也是两个重要的瑜伽派别，一个提倡练气，另一个提倡练心。

四、现代时期

瑜伽发展到今天，已经成为世界广泛传播的一项身心锻炼修习法。从印度传至欧美、亚太、非洲等等，因为它对心理的减压以及对生理的保健等作用明显而备受推崇。同时不断演变出了各种各样的瑜伽方法，比如热瑜伽、哈他瑜伽、高温瑜伽、养生瑜伽等等，以及一些瑜伽管理科学。在现代,也产生了一些具有广泛影响力的瑜伽人物,例如艾扬格、斯瓦米·兰德福、张蕙兰等等。不可否认,瑜伽将会更加受到各界人士的关注。

　　印度帕坦伽利瑜伽学院(见图 1-1)是全世界历史传承最悠久、最权威的瑜伽学院和教练等级评定机构。学院不仅能让学生获得体式、呼吸法、冥想法等这些专业的知识,更能从哲学、医学、社会学、自然科学等方面挖掘整理出与瑜伽相关的知识,让大家能更广泛地理解瑜伽的含义并明确知道该如何去实践,从而进一步把最纯正的瑜伽传播给世界上的每一个人。同时,该学院由享誉全球的斯瓦米·兰德福(Swami Ramdev)担任首席大师,教授的阿育吠陀医学疗法瑜伽课程也受到全世界的好评。斯瓦米·兰德福大师的卓越成就和帕坦伽利瑜伽文化的正宗传承,使印度帕坦伽利瑜伽学院在世界瑜伽界独树一帜,享有盛誉。

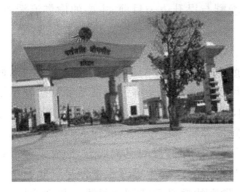

图 1-1　印度帕坦伽利瑜伽学院

知识链接

西方瑜伽的兴起

　　公元 1800 年前后,操持大师 Vivekanada 将后古典瑜伽引进美国。随后,后古典瑜伽历经多位大师的努力传播,奠定了西方瑜伽的传统。其中最著名的便是 Paramashansa Yogananda,他建立了自我实现联盟,并撰写自传讲授瑜伽。时至今日,Yogananda 所倡导的教义仍广受瑜伽修习者的推崇。

我国瑜伽的发展

　　瑜伽是随着佛教的传播而传入我国的。瑜伽虽起源于印度,但其核心思想却与同样有着悠久文明的中国有着惊人的相似。如果抛开瑜伽冥想来说的话,我国的冥想在公元前五六百年的春秋战国时期就有相关记载,比如老子的"致虚极,守静笃",庄子的"心斋"等,都与冥想类似。而印度瑜伽理论形成的《奥义书》强调的"梵我如一"思想与我国的《黄帝内经》中"天人合一"大致同时,而我国的《黄帝内经》形成于上古,而成书于周秦。

　　1985 年,张蕙兰(瑜伽名字是瓦伊史那瓦·达西)通过中央电视台推广瑜伽,张蕙兰和瑜伽走入了千家万户,瑜伽就此深受广大民众的喜爱。

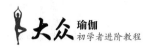
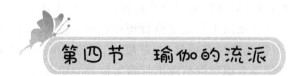

第四节　瑜伽的流派

瑜伽经过几千年的发展演变，已经衍生出很多派别。不同的瑜伽派别理论有很大差别。智瑜伽提倡培养知识理念；业瑜伽倡导内心修行，引导更加完善的行为；信瑜伽是将业瑜伽综合并衍生发展而来的；哈他瑜伽注重锻炼精神体系和肌体体系；王瑜伽偏于意念和调息；昆达利尼瑜伽着重能量的唤醒与提升……目前，主要的瑜伽流派有以下十一种。

一、密宗瑜伽

密宗瑜伽（Tantra Yoga）是在于把性的能量向上运行，并加以回收的瑜伽体系。它是公元 7 世纪到 12 世纪以后，印度大乘佛教一部分派别与婆罗门教相结合的产物。

8 世纪中后期，著名的印度密宗大师莲花生来到西藏，将已含有密宗四部修法之最高阶段的无上瑜伽密的印度因陀罗部底系金刚乘密教传入西藏。公元 13 世纪初，佛教在印度衰落后，唯有西藏佛教保留了密宗四部修习的完整形态，形成了藏密系统。

密宗无上瑜伽"乐空双运"双修法的生理学根据便是三脉七轮及"军荼力蛇"学说。所谓"乐空双运"，即密宗无上瑜伽密的教义及特别修行法。其理论根源于密宗《大日经》与《金刚顶经》。《金刚顶经》与《大日经》讲的是佛的秘密自证境界。

藏密瑜伽的特色为复杂曼陀罗图案（Yantra）、详密的宗教仪轨、不对外公开的内容、上师加持、利用性能量引出生命能量的修炼法、变换物质的练法、白教大手印法等。

二、智瑜伽

智瑜伽（Wisdom Yoga）梵文有智慧、知识的意思。这种智慧不是指普通的智慧，而是指能够觉悟，发现宇宙神秘本质的最高智慧。智瑜伽是指通过学习关于世界本源的知识，并在这种知识引导下用各种方法，包括瑜伽冥想来深入感知大自然的最本质奥秘，探索个体与整体中短促与永恒的关系。也就是瑜伽的泛义定位，自我与原始动因的一致和结合，即后来印度文化里的梵我如一。

智瑜伽提倡培养知识理念，从无明中解脱出来，达到神圣知识，以期待梵我合一。智瑜伽认为，知识有低等和高等之别。平常人所说的知识仅仅局限于生命和物质的外在表现，这种低等知识可以通过直接或间接的途径获得，然而智瑜伽所寻求的知识，则要求瑜伽者关注内在，透过一切外在事物的本质，去体验和理解创造万物之神——梵。通过朗读古老的、被认为是天启的经典，理解书中那些真正的奥义，获得神圣的真谛。

三、业瑜伽

业瑜伽（Karma Yoga）梵文可译作"羯磨"，原意为行为。印度哲学认为人的行为会引发一种看不见、摸不着的神秘东西,这种东西会按照人的行为的善恶性质,带来相应的结果,这种东西就称为"业"。其实业瑜伽指的是行为本身而不是指行为以后产生的业。

业瑜伽认为,行为是生命的第一表现,比如衣食、起居、言谈、举止等。业瑜伽倡导将精力集中于内心的世界,通过内在的精神活动,引导行为更加完善。业瑜伽的目的是"行动的彻底自由",通过"有为"达到"无为而无不为"的状态,所以有人将它译为"行为瑜伽"或"有为瑜伽"。

四、信瑜伽

信瑜伽(Faith Yoga)梵文意为诚信、虔诚。这种瑜伽理论认为一个人只要保持虔敬信仰,就能够最终得到解脱和超越。因此与信仰相比,一切关于宗教的知识及各种各样的修持、仪式繁琐的祭祀,相对来说都是次要的。

五、哈他瑜伽

在哈他(Hatha)这个词中,"哈"的意思是太阳,"他"的意思是月亮。"哈他"代表男与女、日与夜、阳与阴、热与冷、刚与柔,以及其他任何相辅相成的两个对立面的平衡。这个概念表示通过锻炼身体,使两极相等的灵活性和力量进入平衡的状态,从而使逻辑性、算术性的左脑与创造性、直觉性的右脑能和谐地相处,均衡地发挥作用。在哈他瑜伽中,通过右鼻孔来呼吸被称为太阳的呼吸,而通过左鼻孔呼吸被称为月亮的呼吸,它强调通过某种方式来保持呼吸的顺畅,并配合体位法对身体进行强化训练。

哈他瑜伽认为,人体包括两个体系,一为精神体系,二为肌体体系。人平常思想活动大部分是无序骚乱的,这造成身体能力的浪费,比如,疲劳、兴奋、哀伤、激动。在通常情况下,如果这种失调现象不太严重时,通过休息便可自然恢复平衡,但是,如果不能主动地自我克制和调节,这种失调会日益加剧导致精神和肌体上的疾病。体位法可以打破原有的骚乱,消除肌体不安定的因素,停止恶性循环的运动;调息可用来清除体内神经系统的滞障,从而利用这种能量来控制身体。

哈他瑜伽由印度现代瑜伽大师 Sivanada 创立,体位练习中包含 24 个体位动作。注重动作的舒缓,有利于身体健康和疾病的消除,适合普通大众练习。同时,更强调呼吸、呼吸控制、冥想的练习,同时要规范自己的生活,要适度的练习、正确的呼吸、积极的思考和冥想、规律的休息放松、合理的饮食。

传统哈他瑜伽是一个古老的瑜伽系统。在练习时要控制好呼吸,配合深沉的呼吸慢慢练习,强调完全放松。这是一个没有竞争感的练习,强调对每一个体式的感觉,而不是做到完美。整个人完全集中,身体和精神和谐工作,给身体和精神带来幸福感。这个系统的真正力量在于它是一条通向永恒快乐和内在自由的途径。通过练习可协调身体中的六大系统,增强练习者的身体柔韧度和耐力,对集中力也会有一定的提升。身体上的积极变化会给练习者带来心灵上的放松与平静,能够积极地面对外界的种种压力;提升身体的健康和年轻程度,净化心灵;持之以恒的练习有助于延缓身体的衰老,减轻体内聚集过多的压力。通过传

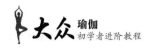

统瑜伽的练习,还能加强身体的意识、减轻生活中的压力感,防止压力和紧张在体内沉积形成的疾病。它的特点在于动作缓慢、轻柔。

六、王瑜伽

王瑜伽(Raja Yoga)又称八支分法瑜伽,梵文是国王的意思,所以王瑜伽就是所有的瑜伽中最高级、最机密的瑜伽。王瑜伽主张通过对心理活动的控制与修持,达到精神解脱的目的,在以上瑜伽中,业瑜伽侧重如法的行为,信瑜伽侧重虔诚的信仰,智瑜伽以智慧为主,只有王瑜伽特别注重对内在精神活动、深层思想的控制,因此,这种方法被称为是所有瑜伽中最稳妥、最有效、最完全的方法,这也是它被称为王瑜伽的原因。

如果说哈他瑜伽是打开瑜伽之门的钥匙,那王瑜伽就是通往精神世界的必由之路。哈他瑜伽重在体式和制气,王瑜伽偏于意念和调息。王瑜伽修行方式非常注重瑜伽的八分支的八个阶段练习,通常使用莲花坐等一些体位法进行冥想,摒弃了大多数严格的体位法。

七、艾扬格瑜伽

1918 年出生于印度的艾扬格大师是艾扬格瑜伽(Iyengar Yoga)的创立者。有人说,这一体系的瑜伽是初学者、病人、中老年人的福音。艾扬格大师认为瑜伽是一项理想的预防身体和精神疾病的技巧,它可以全面保护身体,逐步培养人的自立和自信。从其本质上来说,瑜伽与宇宙法则紧密相连,因为珍爱生命、遵循真理和保持耐心是修习者平静呼吸、内在安宁和坚定意志不可或缺的要素。

艾扬格从小体弱多病,他最初练习瑜伽的目的是强身健体,并且他的瑜伽水平一度达到很高的境界。60 岁左右时,艾扬格经历了一场车祸,严重的伤害使他连最简单的体位姿势都不能做了,经过 9 年时间,凭借超乎常人的毅力和努力,艾扬格终于恢复了健康。艾扬格深刻体会到身有疾病的痛苦,以及瑜伽所带来的神奇恢复功效,由此创建了著名的、具有治疗效果的艾扬格瑜伽体系。艾扬格曾在 2004 年《时代》周刊中评选为"世界最具影响力的100 人"之一。

艾扬格瑜伽被公认为最讲究体位练习方法,这种课程的设置缓慢而有节制,姿势的稳定能够促进呼吸的深长,意识的专注集中可以提升精神力量,练习艾扬格瑜伽,需要特别关注身体各部位的细节,善于利用各种辅助道具,它可以协调身体平衡,对疾病治疗效果也是很好的。

八、阿斯汤加瑜伽

阿斯汤加瑜伽(Ashtanga Yoga)是由被尊称为现代哈他瑜伽之父的克里希那马查,于20 世纪初传承了阿斯汤嘎温亚萨瑜伽,40 年后传入西方,并成为风靡世界的瑜伽体系之一。其来源于圣哲瓦玛塔·瑞斯记录的一份古老的手稿《瑜伽合集》中的一种体系。《瑜伽合集》是有关哈他瑜伽的原文的选集,帕坦加利《瑜伽经》里的八支分法,被阿斯汤加瑜伽奉为核心体系,是最古老的瑜伽练习体系。它包含一系列许多不同体式的组合,是非常原始的有关串联体位、凝视法、收束法、契合法和哲理的学说。

阿斯汤加瑜伽是一项严格的练习,其世界流行的练习方式是由印度瑜伽师 Pattabbi Jois 创立的。阿斯汤加瑜伽分为基础级、中级、高级 3 种级别。每种级别的动作编排是固定不变的,都以 5 遍太阳祈祷式 A 和 B 开始,中间有大量的体位姿势练习,最后以倒立或休息术作为结束。这样不断练习的目的,在于消耗大量热量,以清洁身体,排出毒素。

阿斯汤加瑜伽均衡地锻炼了身体的力量、柔韧度和耐力。欧美国家很多健身爱好者都热衷于此。在西方,这种瑜伽也被称作"力量瑜伽"。国内一些瑜伽馆已经开设阿斯汤加瑜伽课程,受到年轻人的欢迎,但大多以初级为主。

阿斯汤加瑜伽可以改善人体的循环系统、调理身心,使人神清气爽。练习者还可获得力量与柔韧之间的平衡,并改善心血管机能,使身体变得更轻盈、灵活、强健,达到给身体解毒的功效。相对于其他瑜伽形式,阿斯汤加的运动强度稍大,体能较好或已经有了多年瑜伽练习经验的人可以一试,但初学者一定要谨慎。

九、热瑜伽

热瑜伽(Bikram Yoga)由印度瑜伽大师比克拉姆与他的妻子在哈达瑜伽的基础上创立,在美国一经推出便轰动了整个瑜伽界。热瑜伽,也叫高温瑜伽、热力瑜伽,就是在 38—40 ℃ 的高温环境中做瑜伽。它由 26 种伸展动作组成,属于柔韧性运动,能改善脊椎柔软度,适合办公室一族。这种来自美国的热瑜伽,大约从 2004 年开始风靡中国。

热瑜伽既有一些扭转弯曲伸展的静态动作直接刺激神经和肌肉系统,也有静力性的力量动作加速代谢以减轻体重。其原理是透过高温的环境,提高身体温度,加速排汗,从而促进血液循环及排出体内毒素,增加肌肉弹性。尽管这种练习方式被一些古典瑜伽师认为不符合传统观念和规范,但热瑜伽无疑拥有忠诚的追随者。如患有动脉硬化、胆固醇过高、血压不正常的人群,日常的高温瑜伽能舒缓这些问题。热瑜伽对于减肥、排毒、雕塑身材都有很好的效果。

热瑜伽在高温环境代替了大量辛苦的练习,普通人进入瑜伽房之后,即使不做任何练习也会出汗。很多明星都靠热瑜伽减肥,国内尝试这种瑜伽体系的人也越来越多,是比较流行的创新练习方法。

十、昆达利尼瑜伽

古代印度的瑜伽修行智者,已经发现每一个人体里有一股储备能量,把这沉睡的储备能量唤醒并提升,这股能量被称为"昆达利尼",当昆达利尼提升时,人对万事万物的警觉性和感应力特别敏锐,所接触领域的悟性也很高。昆达利尼瑜伽又称为蛇王瑜伽,发展了王瑜伽的气脉学说,认为人体周身存在 72000 条气脉,七个神秘中心(称为七轮),一根主通道和一条尚未唤醒而处在休眠状态的圣蛇在根持穴内眠伏着一条巨大的蟠龙。

昆达利尼瑜伽(Kundalini Yoga)提倡三脉七轮学,现在练习的人越来越多。练习昆达利尼瑜伽是重生的过程,它帮助我们清除负面信息,取而代之是正面、有觉知的生命真言,重新

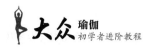

建立起自我之爱。昆达利尼瑜伽是为所有家人而设计的。让修炼者享有完整的家庭生活，增加内在的包容量，让人能从容面对生活中的压力，同时保持青春，美丽健康。尽管人有失误和脆弱的时候，仍然可以保有健康、快乐和虔诚的心态，这就是修炼昆达利尼瑜伽的目的。

十一、流瑜伽

流瑜伽(Hatha Vinyasa Flow Yoga)也有人称其为"流水瑜伽"，是时下很流行的一种瑜伽，由阿斯汤加瑜伽发展而来，也是哈他瑜伽练习风格中的一种，它的体位基础也来自哈他瑜伽的体位动作，是在瑜伽传播到西方后在欧美诞生并确立的流派，是阿斯汤加瑜伽和哈他瑜伽的混合体，练习风格和难度都介于两者之间。

流瑜伽侧重伸展性、力量性、柔韧性、耐力、专注力全面的锻炼，让每个核心体式都能使用不同的连接体式进行紧密串联，但它的体式之间的衔接同样给人一气呵成之感。Flow Yoga 中的 Flow 意为"流动、流畅"，所以称"流瑜伽"，流瑜伽以舞蹈般流畅、有节奏的动作结合强有力的呼吸来强健身体。

流瑜伽比较自由与随意，在练习的过程中强调呼吸同动作的一一对应，与阿斯汤加瑜伽不同的是，流瑜伽只使用普通的腹式呼吸状态即可。流瑜伽可以说是一个平民化的阿斯汤加瑜伽，相较阿斯汤加瑜伽而言柔和简单一些，也具有一定的挑战性，但它的最大特点是灵活空间比较大，可进行调整以适合不同人群，可以是初学者，也可以是练习十年的高级者，可以是体弱僵硬者，也可以是身强力壮者。但是它又比传统哈他练习要消耗更多体力，会让练习者不断出汗，唤醒内在的能量，依靠有节奏的呼吸和体位运动协调同步，引起身体内部能量的一种连续的流动，从而加热身体，把氧气带到血液，滋养腺体和内部器官，清洁和净化神经系统，通过汗液排出不需要的毒素。当身体热度上升时，毒素燃烧起来并排出身体系统，从而建构一个更为轻快的、更强壮的身体。

第二章

瑜伽的基础知识

第一节　瑜伽脉轮学说——三脉七轮

人体有无数的经脉,也叫经络,是一种有能量的运输通道,数量多达几十万根,形状各异。脉(Nadis)的梵文意思是通道或河流,脉在瑜伽知识中特指人体中生命能量流通的渠道,其中有三条较重要:中脉、左脉、右脉,三脉是我们人体内生命能量流通而形成的三种主要人格力量,也是我们人体内的三种力量,左脉掌管我们的记忆、过去和情感方面,右脉掌管我们的思维、未来、行动以及计划方面。一般人由于中脉没有打开,只能使用左右两脉的能量,而且他们多数不能两边平均使用。有些人使用左边的能量多些,有些人使用右边的能量多些,于是造成两种很不同的人格。

左脉(又称阴脉或月亮脉),相对于过去、昏沉、感性和超我(社会制约),亦掌管愿望的力量。倾向左脉的人较内向,感情丰富,往往多愁善感,顾影自怜。但他们的优点是较有艺术气质,比较容易相处,不曾去主宰别人、无事生非。而缺点是性格怠惰,做事优柔寡断、缺乏条理,很容易受别人的支配,在现今竞争激烈的社会,他们的成就有限。

右脉(又称阳脉或太阳脉),相对于未来较理性、宰制和自我,也掌管了行动的力量。倾向右脉的人性格外向好动,喜思考计划,勇于表现自己,却缺乏情感及艺术方面的发展,喜欢支配他人。他们的优点是办事井井有条,懂得组织别人做事,这类人往往成为政客、官员、行政人员，有一定的成就和地位，但是偏向于右脉的人往往脾气暴躁，肝火过热。

中脉位于脊柱处中部，最为重要，在中脉中有七个重要的中心点，称为轮，经由尾骨的海底轮，沿脊柱到达顶轮。瑜伽认为通过对中脉中这七个轮进化身体机能，是打开人类与宇宙心灵合一的唯一通道，也是喜乐之源。

古印度的脉轮学说，通过打坐冥想的方式通畅脉轮，将七个脉轮能量聚集，主宰人体不同的组织系统，而每一个脉轮都能帮助能量分配到肉体、情绪、心理和精神的不同功能，它们基本上是通过内分泌及脊柱神经系统与肉体相连的各个功能联结，并借由神经管道以及循环系统为中介使能量进出身体，调节内分泌及免疫系统，使所有的器官、组织及细胞就得到了能量。当七脉轮产生阻塞、不足或过剩等状况，压力、忧郁、悲伤及愤怒等负面情绪就会促成脉轮闸口关闭，长期累积将导致身体疾病的产生及精神失调。所以，瑜伽练习不但注重冥想调息打开脉轮，更注重修习者在体式锻炼中配合呼吸打通轮脉，达到身体的持续健康和修身养性，让机能进化后身体年轻态。

一、海底轮

第一个脉轮是海底轮（纯真轮，Moodadhara Chakra），位于肛门附近的腺体中心，是各种身体、心智和灵性渴望的贮藏所，与身体健康、排泄功能有关。

海底轮对应的部位是手掌和脚掌的掌跟处，如果海底轮有阻塞，这些部位会有麻痹、刺痛、发热或沉重的感觉。每个轮穴都分左、中、右三部，如果左手有感觉，便是这个轮穴的左部有问题；如果右手有感觉，便是这个轮穴的右部有问题；如果左、右两手都有感觉，便是整个轮穴有问题。

二、腹轮

第二个脉轮是腹轮，也称为生殖轮（真知轮，Swadisthan Chakra），位于生殖器官部位附近的腺体中心，它掌管我们的性线及脾脏、胰脏和肝脏下部，还主宰人的性功能。

真知轮在身体方面对应于主动脉神经丛（Aortic Plexus），部位是大拇指，是右脉的起点，如果一个人过度活跃，过分思考和计划，便会使这个轮穴和整个右脉发热，长期的透支，便会使这个轮穴衰竭，无法满足脾脏、胰脏和肝脏的需要，产生这些器官的疾病。如果一个人的脾脏不好，可能会生血癌；如果一个人的胰脏不好，可能会生糖尿病；如果一个人的肝脏不好，他的注意力便不好，经常烦躁、胡思乱想，不能入静。一个人如果有肝脏方面的问题，会表现在右手的大拇指上，应停止过度思考和劳累，并用各种方法调养肝脏。如果一个人学习邪术或相信错误的学说，真知轮左部便会阻塞，并且表现在左手的大拇指上。

三、脐轮

第三个脉轮是脐轮（正道轮，Manipura Chakra），位于肚脐附近的腺体中心，掌管着我们的胃部和肠脏，控制了身体中火的成分及胰脏和肾上腺的分泌，主导我们的活力和活动，支配人的精力和消化功能。

如果一个人的家庭出现问题，或过分担忧钱财，便会出现胃病，表现在左手的中指上；如果是事业上的问题则表现在右手的中指；若两手都有刺痛，便是整个脐轮出了问题。

轮穴的特性是追求，它掌管着满足感。从进化开始，深植在生命之内的是一种追求的需要。为了得以延续，生命首先要追求的是食物和水，越是高等的动物，他们所需要的也越多、越复杂。脐轮的另一特性是平衡，所谓平衡，就是过着一种中正平和的生活。过去的大圣大贤都教导世人要过一种中庸的生活，避免走向极端。

四、心轮

第四个脉轮是心轮（仁爱轮，Anahata Chakra），位于靠近心脏附近的腺体中心，在我们胸部正中，胸骨的后面，心轮对应于心脏神经丛，主导着我们的心脏及呼吸系统，控制着气体的成分，也控制了胸部的胸线和淋巴结，它和人体的呼吸、循环功能有关。

当我们还是小孩的时候，抗体就会在胸骨内形成，起着抵抗疾病及外来入侵的作用。如果在童年时得不到很好的照顾，这部分的能力便不能健全发展，长大后会变得很胆小，害怕黑暗，害怕犯错，唯恐别人伤害他。此中心的左侧会受到阻塞，表现在左手的小指，会有麻痹、刺痛、发热或沉重的感觉。此中心的右侧，反映父爱方面，父亲失职或过分专制，此中心之右侧会逐渐受到阻塞，表现在右手的小指。

仁爱轮的特性是爱心，仁爱轮打开了人会自然生出一种仁人爱物之心，这是一种无条件的爱，不是出于某种功利的目的才这样做。仁爱轮打开了的人，能超越一己形躯之私，去关心和帮助周围的人。无执着的爱和有执着的爱很不同，后者像男女间的爱，是一种执着和迷恋。前者是无条件的，不会附着于任何人或事物。因此，只有无执着的爱是源源不断的，才能润泽万物。

五、喉轮

第五个脉轮是喉轮（大同轮，Vishuddhi Chakra），位于喉头附近的腺体中心，在颈项底部喉咙处，控制着颈部神经丛及甲状腺，与说话功能有关。同时也调整了人体的精力，并控制着人体的活动。

喉轮的中心是神经的枢纽，手掌上的神经线都先经过这里，再连接到大脑。因此，这个中心和我们手掌的感应能力有很大关系。如果这个轮有阻塞，即使那个人得到了"自觉"，他在手掌上也不能感到凉风。相反，若此能量中心畅通清洁，他的手掌便能感应到那无所不在的整体能量。

喉轮好的人有良好的沟通能力，其说话甜美，懂得如何替人排忧解难。由于他/她明白自己是整体的一个部分，他/她很能合群，很受集体的欢迎。这类人引导我们走向团结，走向美满的人际关系。

六、眉心轮

第六个脉轮是眉心轮（宽恕轮，Ajna Chakra），眉心轮位于脑的正中，亦称为第三眼，它控制着脑下垂体并使用松果体和下视丘的荷尔蒙,主宰世俗和灵性的知识,支配着心神方面的功能。

　　眉心轮中心是一个很狭窄的通道,左、右两脉在视神经交叉处相交,当这个中心顺畅健全时,灵量直透而上升,思绪静止。思绪交替的空间延长,这时注意力能依附在这刹那的停顿与平静中,从而达至完全觉醒却又无思无虑的状态,使人领略到那种莫大的安宁与舒适。如果能把这种无思无虑的状态维持并延续,我们对宇宙的新探索也就开始了,如果它不畅通,灵量便不能升入顶轮,就无法达成与宇宙的整体能量相结合。

　　眉心轮是连接着视神经床的,因此怎样使用眼睛很重要,如果我们常用眼睛看那些不纯洁的事物,目迷五色、左顾右盼,便对我们的眉心轮不好。眉心轮的元素是光,因此,多看蓝天白云,多看自然界的花草树木,或多看纯真无邪的小孩子,都会对我们的眉心轮有帮助。

七、顶轮

　　第七个脉轮是顶轮(自觉轮,Sahasrara Chakra),位于脑顶,此能量中心围绕头顶,这里是所有能量中心与三条脉络会合的地方,当灵量上升直透头顶天灵盖上方时,你便得到你的"自觉"了,它超越了生物学及心理学的范畴,它的功能只能用哲学和灵性的语言来描述。

　　顶轮掌管着大脑顶部边缘系统的一千条神经线,这一千条神经线一般人是用不到的,得到自觉以后,这些神经线便会受到启发,并且活跃起来。这时那个人便能获得他从前没有的力量,在中枢神经系统感知到他从前不能感知到的事情。

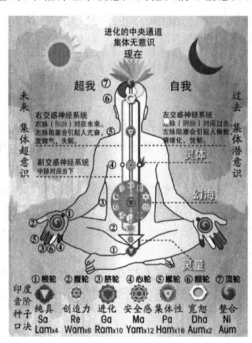

初学者最初得到"自觉"时,头顶通常只有很小的一丝灵量在升扬,而各能量中心亦只是稍稍通畅。若能持之以恒经常练习,各能量中心会逐渐得到清理,洁净的能量中心会进一步开启,便会有较多的灵量升扬,你对生命能量的感应力也会增强。这种感应力有时会表现为感到手部及指尖有刺疼或发麻,或有时在能量传送时会感到体内各能量中心有一股清凉之风自头顶涌出,这股微风有时显得温热,那是因为你的灵量正在清理各个能量中心。宇宙灵力便会恒久不息地清理你的灵体,你会更清晰地感觉到一切环绕在你周围的生命能量。图 2-1 所示为人体精微能量系统图。

图 2-1　人体精微能量系统图

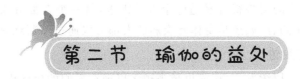

第二节 瑜伽的益处

一、瑜伽与其他运动不同

瑜伽是一种区别于其他任何运动形式的练习。事实上,瑜伽体位法只是瑜伽内容中的部分,练习瑜伽体位法必须注重身心和呼吸的结合。人们不应用柔韧度的好坏来衡定个人瑜伽练习的好坏。事实上很多瑜伽大师也只练习少数的、简单的瑜伽体式,而更关注内心高级冥想的修炼。瑜伽的魅力之所以经久不衰,是因为它对心灵起到了无与伦比的调节作用。瑜伽体位法有着数千年的历史,是其他任何现代的运动形式所不能取代的,它是科学的,是没有伤害的,是经得起时间考验的。它是一种倡导"身心合一"的生命哲理,即可以得到身体各方面机能的协调和健康,更高层次的则是培养人们专注平和、冷静客观的良好心态,使人修身养性,获得身体、精神相统一的健康状态。这种健身非常重视内在的修炼,并通过瑜伽冥想对人的健康产生非常积极的影响。

虽然瑜伽与一般的健身方式不同,但瑜伽练习和其他运动形式没有任何冲突,你甚至可以把瑜伽作为交叉练习方式纳入你的运动计划当中。如果你把瑜伽体位法放在其他运动形式之前练习,可以帮助身体加强柔韧性和肌肉伸展能力,能避免运动伤害;如果把瑜伽体位拉伸放到运动之后,也是很好的放松练习,能帮助身体在最短的时间内得到休息,并能恢复运动疲劳。因此,如果你想加入瑜伽的行列,无须停止正在进行的其他形式的运动,瑜伽会让你的运动效果更显著;而其他的运动形式也会帮助你更好地体验和感受瑜伽带来运动能力的提升。

瑜伽冥想对人的健康产生非常积极的影响,这种练习非常重视内在的修炼,可以让瑜伽修习者内心更为平静,少一点紧张、怒气等情绪。这又意味着,它可以使练习者较少患上许多由于紧张与忧郁引起的疾病。从某个意义上说,由于人的免疫系统是和人的心态紧密相连的,也就是说,瑜伽冥想与修习是人体最强有力的预防良药。

二、瑜伽的魅力

几个世纪以来,古代的瑜伽疗愈艺术作为一种治疗形式,长盛不衰。从根本上讲,尽管瑜伽附带有治疗效果,但瑜伽并不仅是治疗,它是一种精神疗愈科学和一门将身、心、灵合为一体,最终融入宇宙灵魂的整合艺术。瑜伽之所以被越来越多的人接受和认可,不仅因为瑜伽文化的独特魅力,还有以下几个主要的原因。

(一)瑜伽的安全性

肉体和精神上的治疗是瑜伽练习的重要的成就之一,大部分了解瑜伽的人都会喜欢它。

正确地练习瑜伽不会给你带来任何副作用,是极其温和的锻炼方法,没有强迫性也是安全练习瑜伽的保障。因为它的姿势很容易适应个人的需求,每一个人都可以练习,不管是儿童、年轻人、成人、老人、孕妇还是身体有疾病的人都可以通过不断练习达到良好的状态。

（二）瑜伽的有效性

随着科学的进步及持续发达,疾病也越来越多出现在人们的生活中,现代的舒适改善了生活,结果却导致我们的身体变得懒惰;关节和肌肉缺乏运动,丧失力量,无法增强;各大系统如呼吸、循环、消化、腺体、泌尿和排泄系统使用效能降低,而这些身体部位和系统恰恰就是心灵健康和自我和谐的载体。瑜伽修习给身体带来的好处体现在以下几个方面。

（1）对肌肉系统与骨骼系统的改善,瑜伽可帮助舒展肌肉线条,可消除疲劳和紧张情绪,抵抗衰老,还可使脊椎得到矫正,治疗颈椎痛、头疼等疾病。

（2）瑜伽对身体内分泌系统各重要器官产生有力的影响,能及时防止内分泌系统工作失常,保持身体健康,并提高钙的吸收,增强身体柔韧性。

（3）瑜伽可以增加人体的肺活量,在提升消化系统效率的同时有效调整全身各组织器官的生理功能等,还能疏通经络、调和气血、去脂化瘀。

（4）对于失眠症、忧郁症、精神幻想症以及神经衰弱患者有镇定作用,可有效消除压力,调节内分泌系统。

（5）可以慢慢改变修习者原有的不良饮食习惯,养成健康的生活方式。

（6）辅助治疗如哮喘、糖尿病、高血压、关节炎、消化不良等,以及其他一些现代科学甚至无法根治的慢性或先天性的疾病;对运动后的恢复也有很好的作用。

（7）有针对性地塑造身体的每一部分,从而达到健身塑身的效果。

（8）可以帮助修习者清除杂乱的思想,去发现内心真正的自我,体验平静、安宁、幸福的强烈感受。

（9）达到外观与心情的年轻化,经常修习瑜伽可延缓面部皱纹产生,产生天然的"拉皮"效果。这主要归功于倒立体式,我们通常的直立体位,促使地心引力将肌肉下拉。随着时间的流逝,面部肌肉逐渐出现下塌现象,每日倒立数分钟,可令面部肌肉不致松弛。

（10）改善灰发现象,经常修习倒立体位,能使人气血有光泽,这是因为倒立使得流向头皮内发囊的血液数量增加,头皮弹性增加,改善头皮根部血管与神经的压力,发囊得到更多营养,进而提高头发的健康程度。

（11）瑜伽体位法能使各个腺体的分泌作用趋于平衡。在修习中每个动作通常需要停顿相当一段时间,在这段时间中,施加给腺体的压力,正是要强化这些腺体,使其分泌正常。弯曲的动作可按摩神经内分泌腺,如甲状腺、肾上腺等,可全面调整人体的新陈代谢,促进消化,排除体内毒素;舒展的动作可活络全身筋骨,促进血液循环,增加进入内部器官的血流量,提高免疫力。对于养生健体、防治疾病、延缓衰老,瑜伽体位法具有无与伦比的功效。

（12）瑜伽修习影响脑部、腺体、脊柱与内部器官,是健康长寿的根源。

（13）瑜伽可锻炼出一副健壮的体格,抵抗力增强,对于身体疾病有一定的防御作用。

（三）瑜伽的趣味性

瑜伽姿势大部分是模仿动物或植物的姿势,在修习过程中,应发挥充分的想象力来模仿它们的姿态,并与呼吸配合,获得良好的身体状态。在基本的瑜伽姿势基础上,你还可以创造性地将瑜伽的一个姿势与另一个姿势配合呼吸流畅地连接起来,这样就可设计出无数的有活力和趣味的动态系列,从而使全身各部位都得到充分的锻炼。还有像亲子瑜伽、双人瑜伽等练习是瑜伽运动中较具趣味性的一种类型。

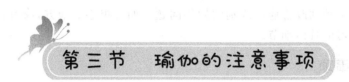

第三节　瑜伽的注意事项

瑜伽与其他运动一样,当练习不正确时也会给身体带来一定的伤害,在练习前,需要了解一些与瑜伽练习有关的问题。

一、一般注意事项

（一）饮食要求

练习前后两小时内不得进食,一小时内不宜饮水,以防发生胃痉挛。练习半小时后方可沐浴,以免身体着凉。

（二）地点要求

体式的练习应该选择在一个干净、通风、采光好的地方进行。地板应该是平的,如果无法在室内进行练习,也应该在户外地面相对较平的地方进行练习。

（三）清洁要求

（1）上课前,先解小便,清空膀胱。

（2）练习时穿贴身高弹的衣服,尽量去除身体上的一切束缚,比如手机、手链、袜子等,赤脚进行练习,以防打滑。

（四）动作要求

（1）练习时,不要勉强用力,在身体极限边缘柔和伸展,一定不要超越自己的极限。如果听到骨骼发出"咯"的响声,不要担心,这是你的身体正在变得灵活、松动的表现,但如果在练习某姿势时,身体发生剧痛,则应立即停止练习,进行按摩,严重时进行冷敷。

（2）每一个练习都应该做得缓慢,步骤分明,练习的过程比结果更为重要。不要匆匆忙忙地做练习,如果姿势用力过猛后感到疲惫需短暂休息或调息。

（3）初学者在呼吸时要尽量用鼻子呼吸,鼻毛可以过滤空气,调节空气与身体的温差,用鼻呼吸还可以安定神经,除非后腔没有完全打开或有特别提示时,才可以用嘴巴呼吸。

（4）练习时,把意识放在这个姿势给你带来的感觉上,并调节呼吸,放松身体。在练习

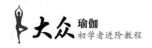

瑜伽体位过程中,如患有心脏病、肺病、失眠症人群及记忆力差者、注意力差者,不宜做屏息练习。

（五）女性练习瑜伽的注意事项

女性处在生理期时,要避免那些倒置的体式,比如肩倒立、头倒立、犁式、下犬式等。这样的体式容易引起污血倒流,没排尽的污血有可能堆积在子宫内,最后形成肌瘤。也不要做些对腹部形成压迫的动作,比如船式、半鱼王式、脊柱扭转式等,生理期子宫膨胀,强烈的压迫或推挤有可能会造成子宫的移位。除此之外,修习者可以照常进行练习,因为瑜伽练习还是会在很大程度上帮助改善痛经或别的妇科问题。如有担心的地方,修习者可咨询自己的老师有关经期练习的具体细节。

二、禁忌事项

（1）颈椎有严重损伤者应先征询医生的意见,再决定是否做这些练习。对于任何一种瑜伽练习,修习者都应该先读该体位"警告"一项,然后再开始练习。

（2）若有严重的心血管、呼吸、骨科等系统病症,应在有经验的瑜伽教练指导下适当调整瑜伽姿势或呼吸方式。

（3）患有高度近视、高血压、青光眼、视网膜脱落、耳出脓及颈椎病的人,应避免做倒立动作。在学习倒立动作时,应先学习肩倒立,后学习头倒立。患颈椎病的人在学习倒立时,应在有经验的瑜伽教练指导下练习。

（4）虽然瑜伽练习能起到治病作用,但是一个人若有严重的病痛,也不应该因为练习瑜伽而忽略就医。

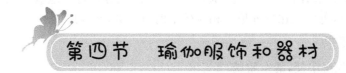

第四节 瑜伽服饰和器材

一、瑜伽服饰

投身于运动前除了解基本的理论外,自然应当拥有一身合身舒适的瑜伽服。对于初学瑜伽的学员来说,服装是练习瑜伽的基本装备,服装基本要选择贴身舒适的。因为有一些动作幅度较大,过于宽松的衣服可能会影响动作的完成度;而太紧身的衣服,对动作的延展性也有所影响。因此,为了方便把瑜伽体式做到位,上身的衣服可穿相对贴身一些的,裤子穿较宽松有弹性的即可。

（一）选购重点 1:自由舒适,功能为主

选购瑜伽服,以舒适自然、功能性为主。瑜伽有很多全身伸展的大动作,若是穿着棉麻质地宽松舒适的服饰,固然很通风、舒适,但有时反而会因布料没有弹性,有束手束脚之感。

另外,可能会有肩立等头下脚上的姿势,衣裤若太宽松,会有往下滑的窘境,让腹部或腿部露在外面。因此,选择吸湿排汗的弹力运动面料布料最为合适,虽然这类质料不是纯天然材料,可是却有一个优点:流汗后,排汗性能比棉麻更佳,且不会因为衣裤湿了而贴在身上,时间一久引起不适。

（二）选购重点 2:肚脐双脚,保暖为重

很多女性在选购瑜伽服装时,为追求美观,选择购买低腰款式的裤子或背心式的短款上衣,这种类型的上衣会让肚脐裸露在外。而练习瑜伽,讲究腹部随时用力,若肚脐外露,着凉或受风吹,容易引起腹泻,对身体无益。因此,应该选购长款上衣,或高裤头瑜伽裤,保护肚脐。

此外,练习瑜伽一般都赤脚进行。一方面,可放松双腿,增强脚掌感知度,按摩挤压足底穴位;另一方面,脚掌与地面的摩擦力便于完成瑜伽的体式动作,尤其是平衡的练习。但如果天气较为寒冷,则应该穿上专用的瑜伽袜,以分指袜为佳。这类袜子有防滑胶点,在保暖的同时,可起到防滑、按摩的作用。

（三）选购重点 3:竹炭纤维,抗菌环保

竹炭纤维是从自然生长的竹子中提取出的一种纤维,具有良好的透气性、瞬间吸水性、较强的耐磨性和良好的伸展性等特性,同时又具有天然抗菌、抑菌、除螨、防臭和抗紫外线功能,是一种真正意义上的天然环保型绿色纤维。这种材料,在瑜伽服的运用中,既抗菌又舒适,还可透气防晒。

（四）选购重点 4:莱卡纤维,弹性亲肤

莱卡纤维是一种单性纤维,具有高度的弹性,同时又具有极好的亲肤能力。莱卡纤维可以非常轻松地被拉伸,回复后不松散,对人体的约束力很小,既合身又舒服,穿在身上伸展自如,活动时倍感灵活。

（五）选购重点 5:氨纶纤维,强力拉伸

氨纶纤维能够满足超强拉伸的服装需求。尤其是瑜伽裤,在进行大动作拉伸时,可以选购混有这类纤维的产品,它能够对抗高强度、大范围的拉伸,拉伸后能够迅速回复原始状态。这种材料还具有亚光效果,可以避免因为裤子具有反光而让女性腿部变粗的视觉效果。另外,该种材料耐磨耐盐,十分合适作为运动服的材料及机洗。

二、瑜伽器材

工欲善其事,必先利其器。在瑜伽的锻炼中,一些辅助性的道具,可令瑜伽练习更具安全性和挑战性。

（一）瑜伽垫

★ 1. 正确选择

练习瑜伽,一张瑜伽垫(见图 2-2)能够在太硬或不平坦的地上发挥缓冲作用,帮助保持平衡。购买瑜伽垫时,应该选择表面颗粒均匀、手感柔软、防滑、回弹能力强的垫子,并且垫子还应具有较强的抗撕拉能力和亲肤力。

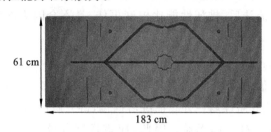

图 2-2　瑜伽垫

⭐ 2. 错误选择

由几张小号泡沫拼凑出的大块地垫,连接松,不具备抗撕拉能力,练习瑜伽容易发生意外。并且泡沫垫回弹能力与亲肤能力较差,不合适用来做瑜伽专用垫。

（二）瑜伽砖

⭐ 1. 正确选择

瑜伽砖(见图 2-3)有助于初学者调整姿势,辅助身体完成动作,循序渐进地改善身体柔韧性,有助于每个动作都达到要求的精准度。

⭐ 2. 错误选择

抱枕或泡沫过于柔软,没有足够的支撑能力,并且表面不平滑规整,容易发生移位滑动,难以掌控平衡,造成练习者注意力分散。

（三）瑜伽球

⭐ 1. 正确选择

瑜伽球(见图 2-4)充气后能均匀地接触人体部位,通过有节奏伸展、挤压等动作,令肌肉得到有效的按摩、放松,还能有效增加身体的平衡性和柔韧性。

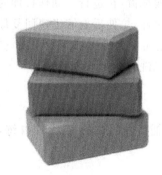

图 2-3　瑜伽砖

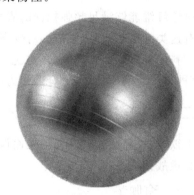

图 2-4　瑜伽球

2. 错误选择

充气橡胶球,这一类型的球,支撑能力差,挤压后极易破损,造成意外损坏。

(四) 瑜伽绳

1. 正确选择

专业的瑜伽绳(见图 2-5)宽约 3—4 cm,不具备弹性,但它可以帮助筋骨伸展,延长姿势停留时间,并且能够延长双臂,尽情舒展身躯以达到更好的锻炼效果。

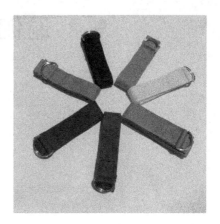

2. 错误选择

使用圆柱形尼龙绳,虽然也能起到拉伸效果,但因接触面积较小,会造成勒肉、血液流通不畅等情况发生,也容易因为摩擦力不足而引起滑落等意外。

(五) 瑜伽弹力带

图 2-5　瑜伽绳

1. 正确选择

瑜伽弹力带(见图 2-6)可以有效改善肌力、身体活动能力和灵活性。配合适当的瑜伽体式,将阻力带固定在身体的手臂腿部等部位,能够最大限度地保证训练肌肉动作的力量和延长。

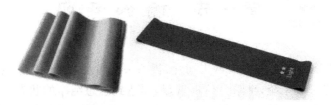

图 2-6　瑜伽弹力带

2. 错误选择

过细弹力带虽然也能有运动健身效果,但因这类弹力带过细,阻力不足、稳定性不强,适用范围相对狭窄,不适合全身使用。

第三章

瑜伽基础动作

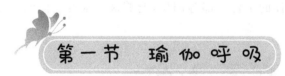

第一节　瑜伽呼吸

对于瑜伽修习者来说,呼吸具有两大功能:供给头部和血液足够的氧气。通过瑜伽呼吸法的练习,可以洁净呼吸系统,排除身体毒素,从而达到思想纯净的状态。没有加入呼吸和意念的瑜伽体式,就是一套健身操,而一旦呼吸摄入生命之体,控制意识,进入体式,人的内在便开始改变。通过呼与吸,可将体内的浊气排出,而体式的练习就是通过呼吸刺激骨骼与肌肉;再通过深层次的呼吸调节,刺激内脏器官。在瑜伽练习中,呼吸能帮助修习者打开身体,所以瑜伽修习的第一课便是学习如何正确使用呼吸法。呼吸之前需要做以下准备。

(1)练习的地点可以在室内或者室外,应选择透风性好、空气清新的地方。

(2)尽量在空腹的状态下练习,饱餐之后做瑜伽呼吸有害健康。

(3)选择一个稳定的姿势,可以根据具体的呼吸练习采用不同的姿势——坐姿、站姿、仰卧,保持身体自然、正直、放松。

(4)保持脸部、嘴唇和牙齿的放松,除非有特殊要求,否则一律通过鼻子吸气和吐气。

(5)保持有节奏地呼吸,除非有特殊要求,否则不要做悬息(屏气)的练习。

(6)特殊人群,如经期女性、高血压患者、心脏病患者等应仔细阅读每个呼吸的提示,不做或少做瑜伽呼吸练习。

（7）练习之前清空肠胃和膀胱,最好清洗鼻腔、牙齿和舌头。

呼吸是瑜伽练习中的精华和关键,人的呼吸受意识的影响,复杂、混乱的思维意识会导致呼吸失去平衡,慢慢地我们就会忘记怎样才是最自然、最正确的呼吸。大部分的成年人都会有呼吸不完全的现象,人们可能只用了肺部的三分之一或者二分之一的能力,也就是说没有充分利用和发挥肺部的作用。生活中大部分的人似乎习惯做胸式呼吸,也就是说只用肺的上半部来呼吸,如果长期用这种方式来呼吸,造成的后果就是胸部、肩部的肌肉紧张,脊柱僵硬,大脑供氧不足,出现头晕、头痛等不良现象,所以不正确的呼吸方法有害于身体健康,甚至会导致疾病。而在瑜伽呼吸练习中,主要有腹式呼吸法、胸式呼吸法、完全式呼吸法、鼻孔交替呼吸法、喉式呼吸法。

一、腹式呼吸法

以肺的底部进行呼吸,感觉只是腹部在鼓动,胸部相对不动。

动作要领:两手的拇指和食指做出三角状,放在肚脐中心位置。将手轻轻搭放在腹部,当你吸气时,直接把气深吸到腹部,你的手会随着气体的吸入而被抬起。吸气越深,腹部就会升得越高,随着腹部扩张,横膈膜就会向下降;吐气时,腹部朝脊柱方向收缩,尽量收缩腹部,将所有的空气呼出双肺,这时横膈膜会自然上升。吐气时,慢慢收缩腹部肌肉,横膈膜上升,将空气排出肺部。吐气的时间通常是吸气的 2 倍。

健身功效:腹式呼吸是基本的呼吸法。缓慢有意识地用腹肌呼吸,把手放在腹部,可以感觉到腹部的运动,集中意识,手中能量可传达到腹部。

二、胸式呼吸法

以肺的中上部分进行呼吸,感觉是胸部在张缩鼓动,腹部相对不动。

动作要领:闭嘴。将手轻轻搭放到肋骨上,吸气时胸部打开,肋骨向上、向外扩张,但不要让腹部扩张,腹部应保持平坦。当用这种方式呼吸时,肋骨是向外和向上扩张的,吐气时肋骨向内、向下收缩。从两鼻孔中有力而短促地呼出气体。就如从蒸汽机里发出声音一样,自然地吸气。

健身功效:是使头部清晰,使身体活性化的一种呼吸法。虽然用鼻孔来呼吸,但是也要按照规定的速度呼吸。

三、完全式呼吸法

完全式呼吸是腹式和胸式两种呼吸类型的结合,肺的上、中、下三部分都参与呼吸的运动。腹部、胸部乃至全身都在起伏张缩。

动作要领:练习时要确保自己的姿势稳定,可以选取站姿、坐姿或仰卧姿势。对于初学者,建议选择一个舒服的坐姿:简易坐、双盘腿、莲花坐、单盘腿(半莲花坐)。最好能在臀部下面放一个垫子,让身体更稳固。慢慢地往腹部吸气,腹部像是气球充气一样,把腹部充满的空气提升到胸部。接下来,一边吸气一边提肩,使空气提到喉咙里。吐气,使腹部慢慢地瘪下去,微微含胸,放下肩部。

健身功效:完全式呼吸法是使腹部、胸部、肩部到喉咙有意识地运用这种方式以及肺的下部、中部、上部全部运用这种方式的呼吸法。练习中会感觉到把滞留在肺部的能量放出去,同时会有新鲜的能量充满肺部。

四、鼻孔交替呼吸法

单鼻孔呼吸的练习可以交替地清理左右呼吸通道,用来净化能量经脉。人体有 3 条主经脉以供生命之气运行,包括左脉、右脉和中脉,一天中左右脉的能量流动是循环往复的,呼吸时左右鼻孔会轮流工作,运用鼻孔交替呼吸法可以更好地净化并平衡左右脉的能量流动。图 3-1 所示为鼻孔交替呼吸法。

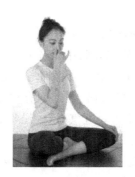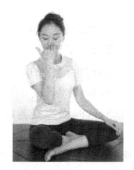

图 3-1　鼻孔交替呼吸法

动作要领:左手大拇指压住左鼻孔,通过右鼻孔吸气,然后悬息(屏气),用无名指压住右鼻孔,大拇指松开,左鼻孔呼气,其呼吸时间的比例是 1∶4∶2;之后左鼻孔吸气,然后悬息(屏气),用大拇指压住左鼻孔,无名指松开,右鼻孔呼气,这样算一次。每次可以练习 20 次左右,每天可以练习 3 到 4 个回合,由于交替呼吸相对比较强烈,练习完后可能会觉得有点疲劳,所以可采用仰卧放松法彻底放松身体。

健身功效:这种呼吸法能够帮助清理经络、排除毒素、洁净身体,给身体更多的氧气供应,使人精神更加焕发,内心更加安宁、清澈,获得更多的生命之气。

五、喉式呼吸法

喉式呼吸法又称胜利呼吸法、乌佳依呼吸法(Ujjayi),是最普通的瑜伽呼吸法。Ujjayi,意为"胜利地上升",这是一种通过鼻子吸气,然后通过喉咙后部发出类似"打鼾"的声音,这种喉式呼吸法被广泛地运用在每个姿势练习之后,也用在相反作用力的姿势,主要用来帮助放松身体各部位,带动身体放松至最佳状态。

动作要领:练习喉式呼吸,用鼻子吸气时,轻微地收紧喉头后面的肌肉就会发出"沙"的音,吐气时发出"哈"的音,也就是一种百分之二十气流通过鼻子、百分之八十气流通过喉咙的呼吸方法。

有节律地呼吸时,这种声音就像海浪一样,注意自始至终都保持均匀而平静地吸气和吐气,因为很多人通常在开始时,吐气和吸气都很快,当方法掌握后呼吸就能逐渐加长。

健身功效:这种呼吸法运用到各种类型的瑜伽练习当中,可以更加稳定姿势,稳定神经和降低血压,让人体摄入更多的生命之气。该方法有助于镇定神经系统,使情绪平静下来。

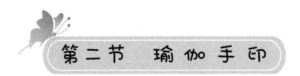

第二节　瑜伽手印

一、秦手印

练习方法:选一种瑜伽静坐姿势坐好,双手的拇指和食指相扣,其余三个手指伸直放松,双手垂于双膝上、掌心朝下(见图3-2)。

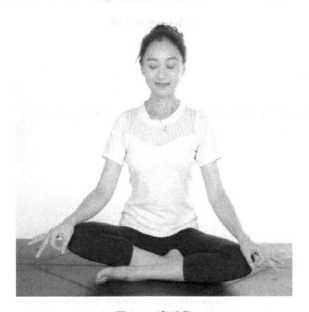

图3-2　秦手印

功效:拇指代表大宇宙,食指代表小宇宙。两指相扣代表个体小宇宙的能量与大宇宙的能量相融合,同时让我们很快进入平静状态。

二、智慧手印

练习方法:手势同秦手印一样,只是双手掌心朝上,放于双膝上(见图3-3)。

功效:这两种瑜伽手印有助于使身心平衡、稳定,意识专注,使冥想静坐练习完善,质量

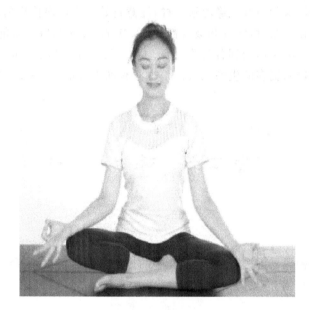

图 3-3　智慧手印

提高。

三、生命手印

练习方法：将拇指、无名指、小指交接，其他手指平伸（见图 3-4）。

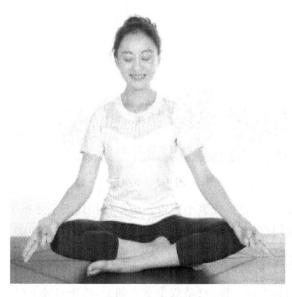

图 3-4　生命手印

功效:增加活力,减少身心疲惫和紧张感,并能改善视力。

四、大地手印

练习方法:将拇指和无名指交接,其他手指平伸(见图3-5)。

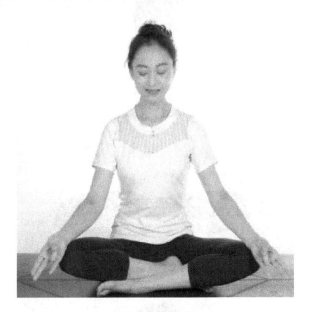

图 3-5　大地手印

功效:刺激身体机能,对皮肤、头发都有很好的调整。

五、能量手印

练习方法:将拇指、无名指和中指交接,其他手指平伸(见图3-6)。

功效:排除体内的毒素,调节泌尿系统的病症,促进肝脏良好运行,长期练习可调整大脑平衡,让人变得耐心、平和、充满信心。

六、结定手印

练习方法:双手掌心向上相叠,两拇指相交接,放于肚脐前(见图3-7)。

功效:让能量汇集到脐轮,刺激腹脏,调节内分泌。

七、双手合十

练习方法:人的身体是右阳左阴,双手合十(阴阳相合),掌心相对(见图3-8)。

功效:安神,能量汇集到胸轮,让人全神贯注,神气舍心。

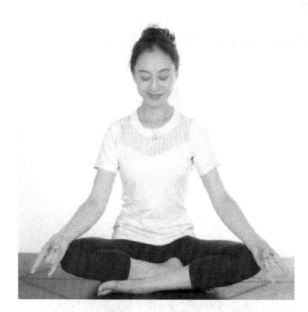

图 3-6　能量手印

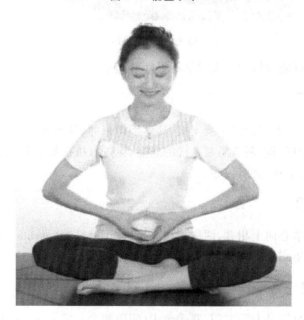

图 3-7　结定手印

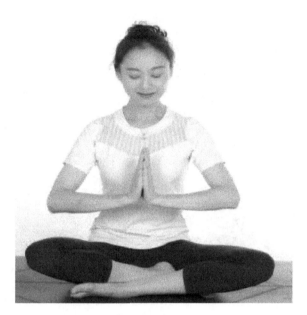

图 3-8　双手合十

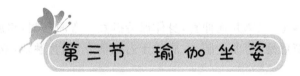

刚开始练习瑜伽坐姿时，如果勉强坐得太久，很容易因为身体酸麻胀疼而对瑜伽坐姿练习产生退却之心，所以最初练习以"短时多次"为宜，慢慢就能享受到打坐的乐趣了。练习瑜伽坐姿时，要保持腰背挺直，臀部坐实地面，下巴内收，使头部、颈部和脊椎保持在一条直线上。此外，在练习全莲花坐时，注意膝盖不要上浮。

如果每次练习的时间在 30 分钟以上，请做好姿势后，在两大腿中间放薄枕，以填充悬空的空间，防止因脊椎过于受力而产生疲劳。长时间打坐时，注意用薄毯围住双膝和后脑，以免感染风寒。

一、简易坐

练习方法：坐在地上，双腿伸直，然后弯曲右小腿，把右小腿放在左大腿下，弯曲左小腿，把左小腿放在右小腿上。双手自然放在双膝上，掌心向上，头、颈、躯干保持在一条直线上（见图 3-9）。

功效：简易坐是一种舒适安全的坐姿，适合瑜伽初学者。这个坐姿有利于膝盖、脚踝等关节的健康。它能增强两髋、两膝、两踝的灵活性，加强腿部锻炼，减轻风湿和关节炎。

大众瑜伽
初学者进阶教程

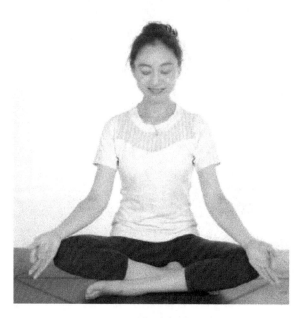

图 3-9 简易坐

二、散盘坐

练习方法:坐在地上,双脚并拢伸直,身体保持挺直。弯曲右腿,将脚跟靠近会阴处,右脚掌靠近左大腿,脚背触地,弯曲左腿,左脚放于右脚前方,脚背触地,双脚在一个水平面上(见图 3-10)。

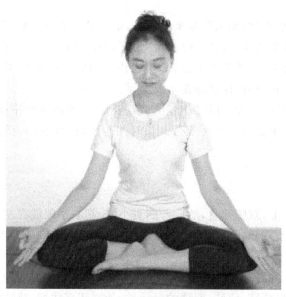

图 3-10 散盘坐

功效：散盘坐能够加强两膝和两踝的柔韧性和灵活性，缓解关节疼痛和僵硬。在生理方面，可以改善或增强性功能，是强化会阴部脉轮练习的一种有益坐姿，特别适合初学者掌握和学习。

三、金刚坐

练习方法：双膝并拢跪地，臀部坐在双脚脚后跟上，放松肩部，收紧下巴，挺直腰背。双手平放在大腿上（见图3-11）。

功效：金刚坐，又称"正跪坐"或"钻石坐"，是练习者要掌握的另一个重要姿势。如果其他坐姿坐久了感到腿麻痛难忍，即可换成跪坐，除了可以缓解疼痛外，这个坐姿还能帮助肠胃系统及消化系统顺畅排气，强健脊椎周围核心肌群。

四、半莲花坐

练习方法：坐在地上，双腿伸直，弯曲左小腿，将左脚放于右大腿上，弯曲右腿并把右脚放在左大腿下，可交换。腰背挺直，双手放在双膝上，保持自然呼吸（见图3-12）。

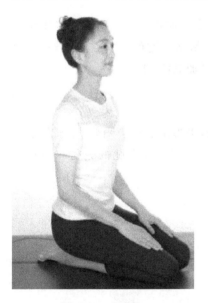

图3-11 金刚坐

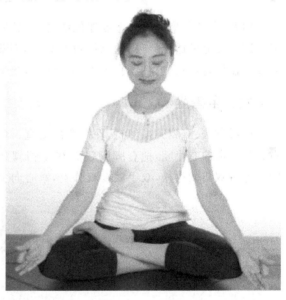

图3-12 半莲花坐

功效：半莲花坐是瑜伽中较好的坐姿，是从简易坐向莲花坐的过渡形式，适用于柔韧性还不够好的人。从瑜伽的角度来看，这个坐姿极适宜呼吸、调息练习和冥想。它能放松脚踝、双膝和双腿肌肉，锻炼膝关节，防止老年脱臼、关节炎和风湿痛。

五、全莲花坐

练习方法：以半莲花为起始动作，挺直腰背。将右腿绕过左小腿外侧，搭放在左大腿根部。双手放在双膝上，保持自然呼吸（见图3-13）。

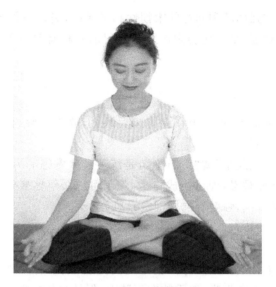

图 3-13　全莲花坐

功效：全莲花坐是瑜伽坐姿体位法之一，是最佳冥想坐姿。莲花在梵文中象征着纯粹的美。这个姿势极适宜呼吸、调息练习和冥想，对患有神经和情绪问题的人有益。此外，还能调整骨盆位置，防止内脏器官下垂，美化腿部线条，使双腿更加灵活、柔韧。

六、至善坐

练习方法：双腿并拢伸直，保持背部挺直。弯曲左小腿，将脚跟放在会阴处，左脚掌紧靠右大腿。弯曲右小腿，把右脚脚跟放在左脚脚踝上，右脚脚掌则放在左腿的大腿和小腿之间。保持双肩的放松，双手放在双膝上，掌心向上（见图3-14）。

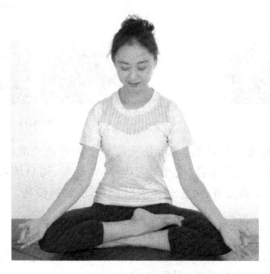

图 3-14　至善坐

功效：至善坐是瑜伽中重要的坐姿之一。人身上有七万二千条经络，我们的生命之气就在这些经络里流通，而至善坐有助于清理这些经络，使之畅通无阻。经常练习至善坐，能补养和增强脊椎的下半段和腹部器官，还能防止和消除两膝和两踝的僵硬等。

七、吉祥坐

练习方法：坐在地上，双腿向前伸直，屈双膝收回双腿，双脚掌相对，双手放双膝上，腰部挺直，双腿放松，上下弹动膝盖，也可用双手的力量向下按压双膝，尽量把大腿平放在地上（见图 3-15）。

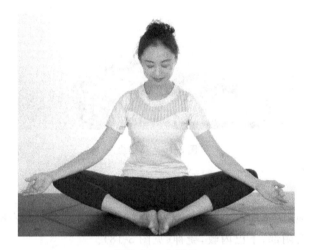

图 3-15　吉祥坐

功效：这个坐姿可以很好地活动髋关节，增加髋部的柔韧度。当双膝及大腿完全着地时，对提高瑜伽中大多数体式都有帮助。

八、英雄坐

练习方法：双膝并拢跪地，双脚分开与臀部同宽。臀部坐在两脚之间的地面上，脚后跟夹紧臀部，挺直腰背。双手搭放在大腿上（见图 3-16）。

功效：倘若练习者觉得盘坐比较困难，那么英雄坐姿也是一个很好的选择。它能减少腿部脂肪，缓解膝部因风湿而引起的疼痛，促使形成正确的足弓度。它还能按摩盆腔器官和强健脊椎，使练习者宁静、平和。如果在饭后练习，还可以加强整个消化系统的功能。如果膝关节不好坐不下去，可以在臀部下垫个抱枕，以缓解膝关节的压力。

九、狮子坐

练习方法：跪坐，左右脚脚踝交叉，将脚跟抵在肛门下方。双手放在双膝上，挺直腰背。张大嘴，伸出舌头，双目凝视鼻尖，用嘴呼吸数秒后闭嘴，以加强注意力（见图 3-17）。

功效：练习狮子坐时，能很好地锻炼脚踝关节，且对脊柱根部的脉轮有很好的刺激作用。

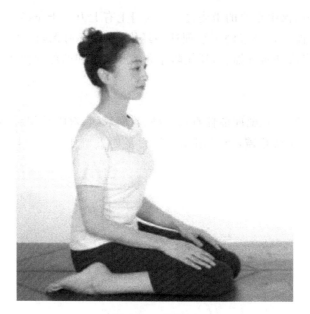

图 3-16　英雄坐

十、成就坐

练习方法:坐在地上,弯曲左小腿,左脚的脚跟顶住会阴处。弯曲右腿,将右脚放在左大腿上,脚跟尽量贴近会阴部,下巴内收,凝神(见图 3-18)。

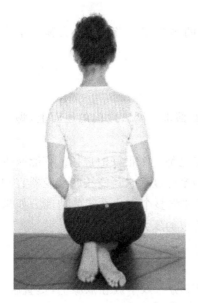

图 3-17　狮子坐

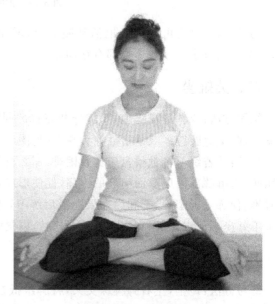

图 3-18　成就坐

　　功效：人体有若干个能量中心,完成此坐姿时,脚跟位于本质轮上,通过脚对本质轮的刺激,可以把生命的能量从低点引到高处。

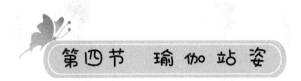

一、正面

　　从正面看,从头顶向下,与眉心、鼻头、下巴、胸口、肚脐、耻骨、两膝的中点、两脚踝的中点,直至脚掌合并处成一条直线。同时,两耳、两肩、胸口、左右髋部、两膝的连线应与竖线垂直为正确站姿(见图3-19)。

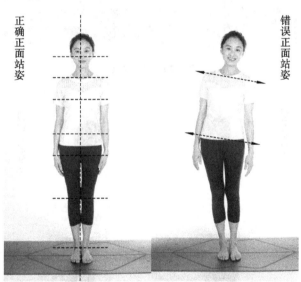

图3-19　站姿正面

二、侧面

　　从身体侧面看,头顶、耳尖、肩膀、手肘、髋骨、膝侧,至脚踝应该成一条直线,并与地面垂直,才是正确的站姿正位(见图3-20)。

三、背面

　　从身体背面看,头顶、颈椎、脊椎、腰椎、尾椎、两膝的中点至两脚的中点应该成一条直线,并与地面垂直,才是正确的站姿正位(见图3-21)。

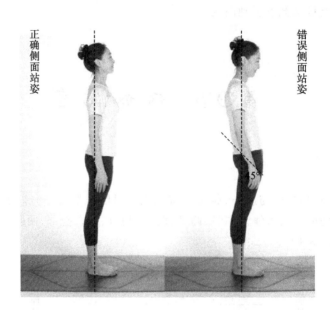

正确侧面站姿　错误侧面站姿

图 3-20　站姿侧面

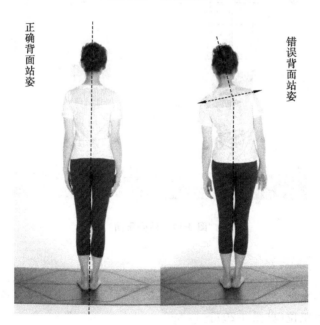

正确背面站姿　错误背面站姿

图 3-21　站姿背面

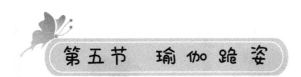

第五节　瑜伽跪姿

进行跪姿正位体式练习时，应先练好以下基础动作。

一、正面

从正面看，两膝连线的中点、肚脐、锁骨中点、下巴、鼻头、眉心至头顶都应在一条直线上，才是正确的跪姿正位（见图 3-22）。

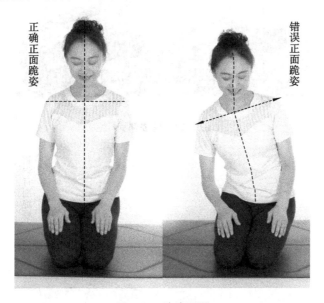

正确正面跪姿　　　　　错误正面跪姿

图 3-22　跪姿正面

二、侧面

从身体侧面看，由坐骨往上，髋骨、肩峰、耳朵至头顶都应在一条直线上，才是正确的跪姿正位（见图 3-23）。

三、背面

从身体背面看，由两脚连线的中点往上，腰椎、脊椎、两肩连线的中点、颈椎、两目连线的中点、头顶都应在一条直线上，才是正确的跪姿正位（见图 3-24）。

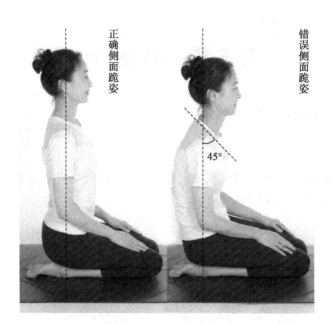

正确侧面跪姿　　错误侧面跪姿　45°

图 3-23　跪姿侧面

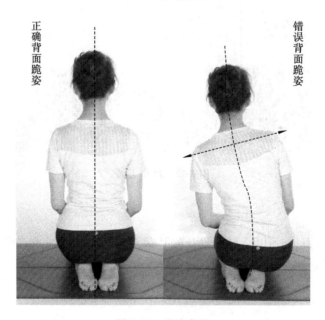

正确背面跪姿　　错误背面跪姿

图 3-24　跪姿背面

第四章

组合瑜伽

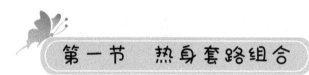

第一节 热身套路组合

要想瑜伽练得好,热身动作很重要。许多人都忙于瘦身塑形,却忘了瑜伽热身的重要性,这往往也是导致瑜伽练习时受伤的一个容易被忽略的因素。不仅仅是瑜伽,任何运动开始前让身体热起来都可以起到很好的预防受伤的效果。

热身可以帮助提高肌肉的温度和自身的体温,缓解身体的僵硬感,保证运动的安全性。瑜伽的热身能让身体更加轻松地完成体式,达到锻炼效果;通过有节奏的呼吸和动作的配合,增加吸入的氧气,心脏在这一过程中把大量新鲜的血液供给到身体的各个部位,血液中的含氧量提升,肌肉供氧增加,从而增强体力,让身体慢慢热起来。

如果不热身就直接开始瑜伽的体位练习,强度稍大也很难出汗,一旦强度超出身体的负荷,容易晕倒。没有充分的热身,韧带很容易被撕裂,而韧带本身自我修复能力有限,一旦受损会困扰我们很长时间。最容易拉伤的就是肌腱和肌肉,瑜伽的很多伸展性体式,是要求在肌肉收紧的前提下去充分伸展的,未热身时其伸展程度有限,跳过热身直接进入体式练习会增加身体受伤的概率。

瑜伽热身,不仅是保护身体,也让我们能够更好地完成瑜伽动作,如果能在瑜伽练习开始前做好充足的热身准备,透过基础的伸展或者有节律的体位锻炼,就可以让身体的经络先行打通,这时再做瑜伽的体式练习就会事半功倍,只有热身运动做好,才能更好地完成瑜伽体式。

本套路组合动作锻炼时长为 15 分钟左右,建议除晨起瑜伽、睡前瑜伽、放松瑜伽、肩颈修复瑜伽的其他套路组合都先进行热身瑜伽练习后再开始其他组合的练习。动作练习时保持呼吸均匀平稳,逐渐延长吸气和吐气的时间。抬头动作时可张嘴吸气。

一、散盘坐调息

(一) 动作(见图 4-1)

让臀部压实地面,挺直腰背。让大拇指和食指轻触,双手呈智慧手印,放于双侧膝盖上,进入散盘坐姿。

双唇微闭,用鼻子呼吸。吸气时感觉气息经由鼻腔和喉咙进入肺部底部,扩张肺部以吸入更多的氧气,充满肺部后迫使横膈膜下沉,腹部向外扩张;吐气时腹部向内收缩,将体内的浊气完全呼出。

一般调息 2—3 分钟。

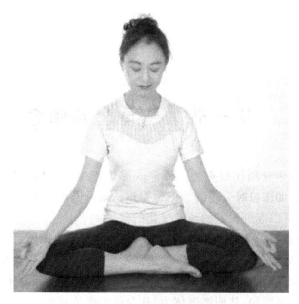

图 4-1 散盘坐调息

(二) 注意

呼吸的过程中胸腔尽量保持不动;感受腹部仿佛一个皮球,伴随着气息隆起和下陷。

(三) 益处

(1) 通过呼与吸,供给头部和血液足够的氧气,将体内的浊气排出。

(2) 增强两膝和两踝的柔韧性和灵活性,缓解关节疼痛和僵硬。

🪷 二、灵活膝盖

(一) 动作(见图 4-2)

长坐,双腿向前伸直,保持腰背挺直,自然呼吸。

屈右(左)腿,双手抱住腿腘窝处。

上下弹动小腿;顺时针转动小腿;逆时针转动小腿。

每个动作可重复 10—15 次。

换腿练习。

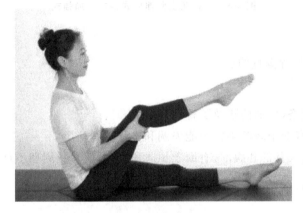

图 4-2　灵活膝盖

(二) 注意

后背挺直伸展,臀部坐实地面。

一腿运动时,另一腿尽量保持不动。

(三) 益处

(1) 灵活关节,拉伸腓骨长肌、趾长伸肌。

(2) 灵活脚踝,防止脚踝受伤、小腿抽筋。

🪷 三、半莲花坐侧伸展式(右)→加强式

(一) 动作(见图 4-3)

半莲花坐,右脚在上。

吸气,双臂两侧打开;吐气,上身向右,右前臂放于地面,左臂向上伸展。

动作保持,呼吸 3 次。

之后左臂向右侧拉伸加强,转头向天花板方向看。

动作保持,呼吸 3 次。

结束时吸气,手臂打开,吐气放下,身体恢复正中位。

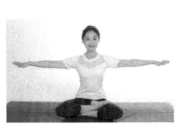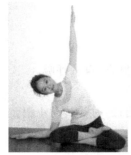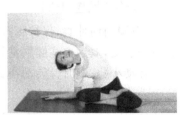

图 4-3　半莲花坐侧伸展式（右）→加强式

（二）注意

手臂尽量伸直，后背挺直伸展。

（三）益处

（1）拉伸侧腰经络，增加侧腰及手臂的紧实度。

（2）刺激骨盆，有助于缓解泌尿功能失调和坐骨神经痛。

（3）促进血液流入背部和腹部，有助于预防疝气，缓解月经周期不规律现象。

四、半莲花坐侧伸展式（左）→加强式

动作同上，换腿、换方向练习。

五、巴拉瓦伽扭转式（右）

（一）动作（见图 4-4）

右腿前屈，左腿后屈。

吸气，双臂两侧打开；吐气，上身向右转，左手放右大腿上，右手放身后，头往身后看，保

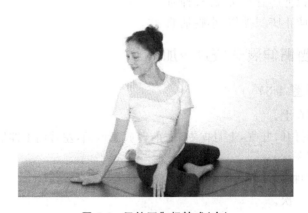

图 4-4　巴拉瓦伽扭转式（右）

持到能承受的最大限度。

动作保持,呼吸 5 次。

结束时吸气,手臂打开放下,身体恢复正中位。

(二) 注意

手臂伸直,后背挺直伸展。

(三) 益处

(1) 提升颈、胸、腰部的灵活度。

(2) 缓解颈、背部的僵硬、疼痛和紧张感,对久坐工作人群有明显效果。

六、巴拉瓦伽扭转式(左)

动作同上,换腿、换方向练习。

七、坐姿前屈式(抓脚踝)

(一) 动作(见图 4-5)

两腿前伸,人先坐正。

吸气,后背伸展。

吐气,双臂向前伸,低头,保持到能承受的最大限度。

动作保持,呼吸 5—8 次。

结束时吸气,身体恢复直立。

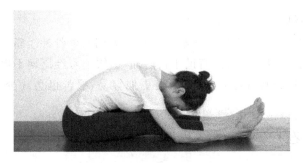

图 4-5　坐姿前屈式(抓脚踝)

(二) 注意

动作保持时手臂放松,后背也放松,每次吐气时上身放松向下。

(三) 益处

(1) 增强腿部后侧的柔韧性。

(2) 刺激骨盆,按摩腹部,有助于缓解坐骨神经痛。

(3) 提升后背神经系统功能,并有助于缓解肠胃疾病。

八、全蝴蝶

（一）动作（见图 4-6）

两腿弯曲，两脚底相对。

吸气，后背伸展。

吐气，双臂向前伸，低头。

动作保持，呼吸 5—8 次。

结束时吸气，身体恢复直立。

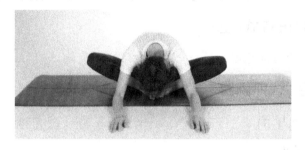

图 4-6　全蝴蝶

（二）注意

动作保持时手臂放松，后背也放松，每次吐气时上身放松向下。

（三）益处

（1）增强腿部内侧、髋关节的柔韧性。

（2）刺激骨盆，按摩腹部，有助于缓解泌尿功能失调和坐骨神经痛。

（3）促进血液流入背部和腹部，有助于预防疝气，缓解月经周期不规律现象。

（4）如果在怀孕期经常练习此式，分娩会更加容易，痛苦也会减少，还有助于防止静脉曲张的形成。

九、半蝴蝶（右）

（一）动作（见图 4-7）

右腿前屈，左腿向左侧打开。

吸气，后背伸展。

吐气，双臂向两侧伸展，低头。

动作保持，呼吸 5—8 次。

结束时吸气，身体恢复直立。

（二）注意

动作保持时手臂放松，后背也放松，每次吐气时上身放松向下。

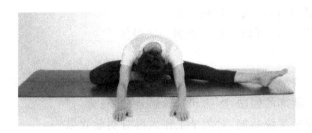

图 4-7　半蝴蝶(右)

（三）益处

半蝴蝶动作的益处与全蝴蝶动作的益处相同。

十、半蝴蝶(左)

动作同上,换腿练习。

十一、金刚坐后展扩胸式

（一）动作(见图 4-8)

金刚坐,后背挺直,双手撑在身后。

吸气,夹肩挺胸。

吐气,抬头,双臂向下伸直,挺胸向上。

动作保持,呼吸 3—5 次。

结束时吸气,身体放松,恢复直立。

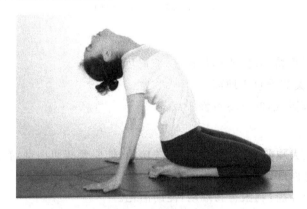

图 4-8　金刚坐后展扩胸式

（二）注意

在做这个动作时保持不动,头尽量抬高,双肩尽量夹紧。

有意识地下沉双肩,放松斜方肌。

抬头动作时张嘴吸气,吐气尽量慢一点。

如果手触摸不到地面,可以在双手下加一块瑜伽砖。

（三）益处

（1）提升颈、胸、腰部及脊柱的灵活度。

（2）缓解颈、背、腰部的僵硬、疼痛和紧张感,治疗驼背。

（3）提升后背神经系统功能,对久坐工作人群有明显效果。

十二、婴儿式肩部拉伸

（一）动作(见图 4-9)

金刚坐,后背伸直。

吸气,双臂从两侧拉起到两耳旁。

吐气,双臂向前放于地面。臀部离开脚后跟,抬头,肩、胸放松贴在地面(或到承受的最大限度)。

动作保持,呼吸 5 次。

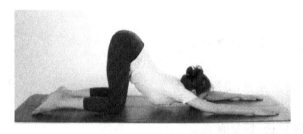

图 4-9　婴儿式肩部拉伸

（二）注意

在做这个动作时保持不动,头尽量抬高,双肩尽量放松。

臀部与大腿、膝关节垂直于地面。

抬头动作时张嘴吸气,吐气尽量慢一点。

（三）益处

（1）增强头、颈、大腿肌肉力量和呼吸系统功能,伸展背部肌肉群,有美背作用。

（2）此动作促进面部、头部的血液循环,有美颈、改善脱发作用。

（3）减轻坐骨神经痛,刺激胃肠蠕动,促助消化。

十三、上犬式

（一）动作(见图 4-10)

接婴儿式肩部拉伸动作,弯曲手臂,身体缓缓放下,俯卧,双手放于胸两侧。

吸气,双手用力撑地抬起上身,耻骨、大腿前侧和脚背平贴地面。

上身向上伸展,身体后屈至能承受的最大限度。

动作保持,呼吸 5 次,每次吐气时上身向后进一步拉伸。

最后一个吐气,弯曲手臂,身体缓缓放下,俯卧。

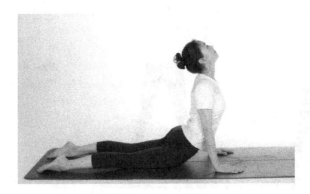

图 4-10　上犬式

(二) 注意

双肘伸直,夹紧身体。用双臂的力量推地,手掌用力。

将尾骨向下压实,髋关节外展,夹紧臀部肌肉。

避免脚跟向两侧转动,脚趾尽量向后延伸以完全锻炼腿部肌肉。

抬头动作时张嘴吸气,吐气尽量慢一点。

(三) 益处

(1) 增强手臂、腰背力量和颈部、脊柱的灵活度。

(2) 按摩腹部,加强前胸、腹部的拉伸度和腰部柔韧度。

(3) 强壮后背神经系统和心肺系统,强化心肺功能。

十四、分立抱肘前屈式

(一) 动作(见图 4-11)

接上犬式动作,脚趾勾起,双手、脚趾用力撑地,臀部向上,手慢慢靠近身体,站稳。

站立,双脚分开 2—3 个肩宽,脚尖朝前。

吸气,两臂从两侧拉起至上方抱肘,脊柱伸展。

吐气,两臂带身体向前拉伸,抬头看前方。

动作保持,呼吸 5 次。

结束时吸气,身体慢慢直立起来。

(二) 注意

身体、双臂尽量与地面平行。

两腿尽量伸直。

后背尽量伸展开,不要驼背,手臂前伸、臀部向后拉伸以保持平衡。

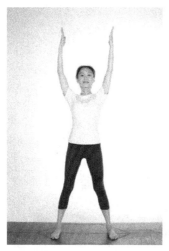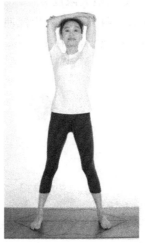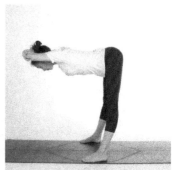

图 4-11　分立抱肘前屈式

（三）益处

（1）增强腰、腿部肌肉力量，提升身体平衡性。

（2）可消除腰、腹、腿部的多余脂肪，还有提臀、美背作用。

（3）强壮后背神经系统，帮助消化和排泄，并有助于缓解、消除肠胃疾病。

十五、摩天式 A

（一）动作（见图 4-12）

两腿并拢，脚尖朝前并拢。

吸气，双臂从两侧拉起，在头顶上方合掌夹耳。

吐气，双臂带动身体脊柱向上推，保持。

动作保持，呼吸 5 次。

（二）注意

动作保持时手臂、身体尽量向上推。

（三）益处

（1）伸展脊柱，促进全身血液循环。

（2）缓解背部、腰部的僵硬、疼痛和紧张感，对久坐工作人群有明显效果。

十六、摩天式 B

（一）动作（见图 4-13）

接摩天式 A 动作，双臂带身体向后拉伸，站稳。

吸气，向后。

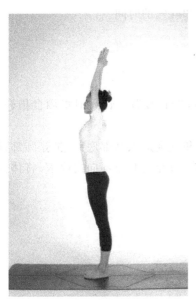

图 4-12　摩天式 A

图 4-13　摩天式 B

吐气,保持到能承受的最大限度。

动作保持,呼吸 5 次。

结束时吸气,身体慢慢直立起来。

（二）注意

动作保持时手臂、身体尽量向后拉伸。

（三）益处

伸展脊柱,增强腰、背、腿部的力量,提升身体平衡性。

缓解背部、腰部的僵硬、疼痛和紧张感,对久坐工作人群有明显效果。

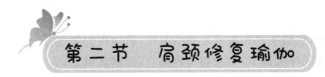

第二节　肩颈修复瑜伽

肩颈修复瑜伽可消除颈椎疲劳,有助于预防和消除紧张和头痛,对久坐工作人群有明显效果。如果你的颈部发出一些"咯咯"声响,这是骨骼、肌肉和韧带按摩而产生的,当你做完后肩颈紧张得到舒缓,还能感到全身轻松、神清气爽。同时大家练习时应注意,肩颈动作要做得缓慢而轻柔,不要让颈部肌肉过于用力而劳累。

本套路组合锻炼时长为 15 分钟左右,每天坚持练习,颈椎问题可得到有效改善。所以建议大家坚持练习,方可感受到效果,如果在办公区域练习可只选择前 15 个动作,效果也是很好的。动作练习时保持呼吸均匀平稳,逐渐延长吸气和吐气的时间。

一、吉祥坐调息

（一）动作（见图 4-14）

弯曲双腿,两膝打开,两脚底相对,让臀部压实地面,挺直腰背。让大拇指和食指轻触,双手呈智慧手印,放于双侧膝盖上。

双唇微闭,用鼻子呼吸。吸气时感觉气息经由鼻腔和喉咙进入肺部底部,扩张肺部以吸入更多的氧气,充满肺部后迫使横膈膜下沉,腹部向外扩张;吐气时腹部向内收缩,将体内的浊气完全呼出。

调息 2—3 分钟。

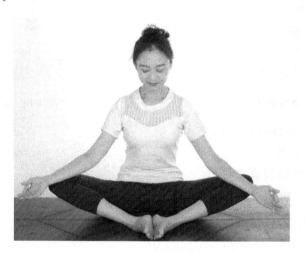

图 4-14　吉祥坐调息

（二）注意

呼吸的过程中胸腔尽量保持不动;感受腹部仿佛一个皮球,伴随着气息隆起和下陷。

（三）益处

（1）通过呼与吸,供给头部和血液足够的氧气,将体内的浊气排出。

（2）通过深层次的呼吸调节,刺激到内脏器官,控制意识。

二、左半莲花坐向前颈部拉伸

（一）动作（见图 4-15）

左脚在上半莲花坐,颈部拉伸（低头）。

吸气,吐气低头并向下弯曲颈部,尽量使下巴触及锁骨,释放背部和斜方肌的压力。

动作保持,呼吸 3—5 次。

结束时吸气,伸展脊椎,使背部直立,头部回到正中位。

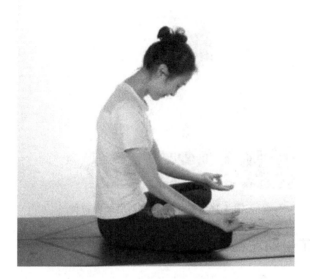

图 4-15 左半莲花坐向前颈部拉伸

（二）注意

肩膀向下放松,颈部保持延展,不要耸肩、驼背。

（三）益处

(1) 缓解颈部、背部的僵硬、疼痛和紧张感。

(2) 促进血液循环。

三、左半莲花坐向后颈部拉伸

（一）动作(见图 4-16)

颈部拉伸(抬头)。

吸气,抬头,下巴向正后方到极限,颈部前侧得到充分拉伸。

动作保持,呼吸 3—5 次。

最后一个吐气,头部回到正中位。

（二）注意

抬头动作时张嘴吸气,伸展整个颈部,吐气,喉咙放松。

肩膀向下放松,颈部保持延展,不要耸肩。

（三）益处

左半莲花坐向前颈部拉伸动作的益处与左半莲花坐向后颈部拉伸动作的益处相同。

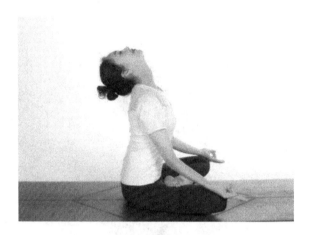

图 4-16　左半莲花坐向后颈部拉伸

四、左半莲花坐向左倒颈部拉伸

(一) 动作(见图 4-17)

吸气,吐气,头部倒向左侧,左耳去寻找左肩,微微收下巴。

动作保持,呼吸 3—5 次。

结束时吸气,头部回到正中位。

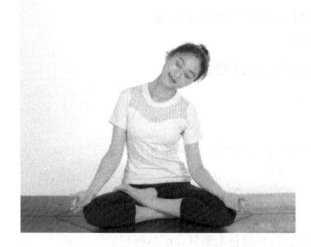

图 4-17　左半莲花坐向左倒颈部拉伸

(二) 注意

拉伸右侧颈部的同时保持脊椎舒展,不要驼背。

放松肩膀并感受右侧颈部的拉伸。

（三）益处

左半莲花坐向左倒颈部拉伸动作的益处与左半莲花坐向前颈部拉伸动作的益处相同。

五、左半莲花坐向右倒颈部拉伸

（一）动作（见图 4-18）

吐气，头部倒向右侧，右耳去寻找右肩，微微收下巴。

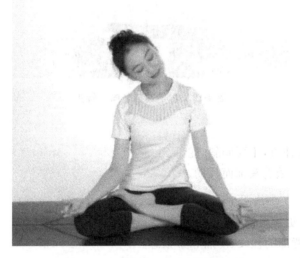

图 4-18　左半莲花坐向右倒颈部拉伸

动作保持，呼吸 3—5 次。

结束时吸气，头部回到正中位。

（二）注意

拉伸左侧颈部的同时保持脊椎舒展，不要驼背。

放松肩膀并感受左侧颈部的拉伸。

（三）益处

左半莲花坐向右倒颈部拉伸动作的益处与左半莲花坐向前颈部拉伸动作的益处相同。

六、右半莲花坐向左转头

（一）动作（见图 4-19）

右脚在上半莲花坐，颈部拉伸（左转头）。

吐气，慢慢转头至左侧。使下巴与左肩平行，感受颈部右侧得到了有效的拉伸。

动作保持，呼吸 3—5 次。

结束时吸气，头部回到正中位。

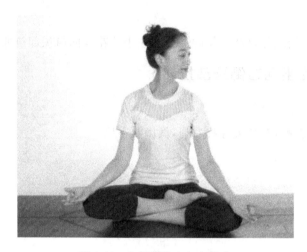

图 4-19　右半莲花坐向左转头

（二）注意

转头时保持脊椎伸直，不要倾斜、驼背。

放松肩膀，身体不随着头部而移动。

（三）益处

（1）使颈部肌肉更加灵活。

（2）缓解颈部、背部的僵硬、疼痛和紧张感。

（3）促进血液循环。

七、右半莲花坐向右转头

动作同上，转头向右练习（见图 4-20）。

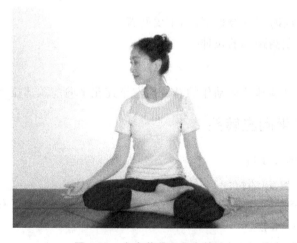

图 4-20　右半莲花坐向右转头

八、右半莲花坐向左头部绕环

（一）动作

吸气,吐气,低头。

吸气,慢慢绕头向左,左耳去找左肩到抬头。吐气,从右边绕回,右耳去找右肩到低头。

动作配合呼吸 3—5 次。

（二）注意

肩膀向下放松,转头时保持身体中正、不随着头部而移动。

每个方位动作都尽量配合呼吸,逐步加大幅度,感受颈部肌肉得到了有效的拉伸。

（三）益处

右半莲花坐向左头部绕环动作的益处与左半莲花坐向前颈部拉伸动作的益处相同。

九、右半莲花坐向右头部绕环

（一）动作

吸气,慢慢绕头向右,右耳去找右肩到抬头。吐气,从左边绕回,左耳去找左肩到低头。

动作配合呼吸 3—5 次。

结束时吸气,头部回到正中位,吐气放松。

（二）注意

注意要点同右半莲花坐向左头部绕环动作。

（三）益处

右半莲花坐向右头部绕环动作的益处与左半莲花坐向前颈部拉伸动作的益处相同。

十、金刚坐双肩提

（一）动作（见图 4-21）

金刚坐姿,双腿并拢,两臂自然放松在身体两侧。

吸气提双肩,吐气放松。

有节奏、缓慢地呼吸。动作 6—10 次。

（二）注意

吸气提肩时尽量靠近双耳。

挺直脊椎,不要驼背。

（三）益处

（1）提升关节灵活度。

（2）消除肩颈肌肉疲劳,促进血液循环。

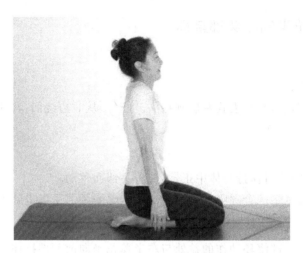

图 4-21　金刚坐双肩提

十一、金刚坐双肩向后绕

（一）动作（见图 4-22）

吸气，双肩由前向上提，绕过耳旁后，吐气放松。

有节奏、缓慢地呼吸。最大幅度环绕双肩，动作 6—10 次。

（二）注意

绕环向上时吸气，中间可停留一会，向下时呼气。

挺直脊椎，不要摇晃身体。

（三）益处

金刚坐双肩向后绕动作的益处与金刚坐双肩提动作益处相同。

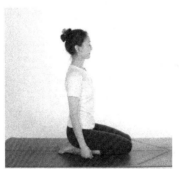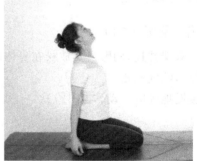

图 4-22　金刚坐双肩向后绕

十二、金刚坐双肩向后绕＋低、抬头

（一）动作（见图 4-23）

吸气,双肩由前向上提时微微低头,随着绕过耳旁后慢慢抬头,吐气放松,头部还原。
有节奏、缓慢地呼吸。顺时针方向最大幅度环绕双肩,动作 6—10 次。

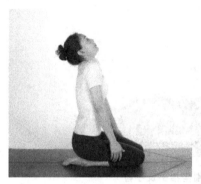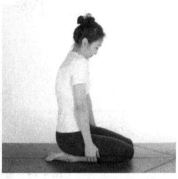

图 4-23 金刚坐双肩向后绕＋低、抬头

（二）注意

绕环向上时吸气,中间可停留一会,绕环向下时呼气。

挺直脊椎,不要耸肩。

（三）益处

（1）提升关节灵活度。

（2）消除肌肉疲劳,促进血液循环。

（3）缓解颈部、背部的僵硬、疼痛和紧张感。

十三、金刚坐抬头反手拉

（一）动作（见图 4-24）

夹肩挺胸,双手在身后交握。

吸气,收紧肩胛骨,抬头、挺胸。

吐气,保持呼吸 3—5 次。

结束时吸气,手臂放下,身体慢慢直起。

（二）注意

在做这个动作时不要摇晃,头尽量抬高,双肩尽量夹紧。

抬头动作时张嘴吸气,吐气尽量慢一点。

（三）益处

（1）提升胸背的扩展度,增强肺活量。

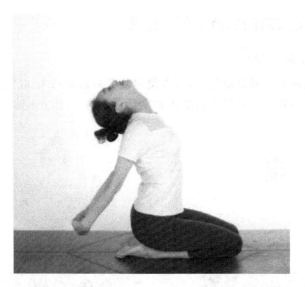

图 4-24　金刚坐抬头反手拉

（2）治疗驼背，消除颈部、背部的肌肉疲劳。

（3）缓解颈部、背部的僵硬、疼痛和紧张感。

（4）加强血液循环，提升心肺功能。

十四、武士坐牛面式（左）

（一）动作（见图 4-25）

两大腿交叉，右脚靠近左臀部，左大腿放在右大腿上。

吸气，左臂由左侧拉起到耳旁，屈小臂到头后，右手拉左肘。

吐气，右手拉左肘放到头后方，抬头、挺胸。

动作保持，呼吸 3—5 次。

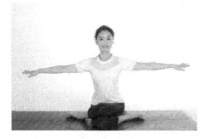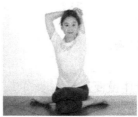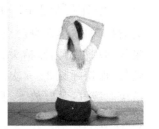

图 4-25　武士坐牛面式（左）

（二）注意

在做这个动作时尽量将肘关节放到头后面，头抬高。

后背尽量挺直,不要塌腰、驼背。

(三)益处

(1)武士坐能缓解风湿症引起的腿部疼痛,增强膝关节的灵活性。

(2)提升肩关节的灵活度,强壮心肺系统。

(3)治疗肩周炎,消除肩部、背部的肌肉疲劳。

(4)促进血液循环,提升心肺功能。

十五、金刚坐半牛面式(右)

动作同上,换腿、换手臂练习。

十六、人面狮身式

(一)动作(见图 4-26)

俯卧,双臂屈肘、夹紧,将双手前臂平行支撑于地面,指尖朝前,肘关节朝身体,两腿并拢伸直。

吸气,慢慢将头和胸抬高到身体最大限度。

保持呼吸 3—5 次。

最后一个吐气,手臂放松,身体慢慢放下。

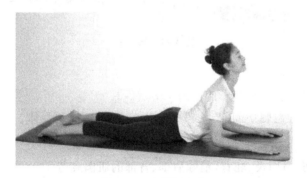

图 4-26 人面狮身式

(二)注意

两上臂垂直于地面,头要尽量向后抬。

双腿前侧、腹部、耻骨紧贴地面。

抬头动作时张嘴吸气,吐气尽量慢一点。

(三)益处

(1)可治疗颈椎病、肩周炎、驼背,消除肩部、背部的肌肉疲劳。

(2)促进背部血液循环,可消除和舒缓背部的僵硬、不灵活和紧张感。

(3)治疗各种背痛和轻微的脊椎后凸,这一姿势还能将血液涌回双肾,防止结石的沉淀。有助于改善女性月经失调和性功能失调。

十七、敬礼式

（一）动作（见图 4-27）

蹲下，双脚脚尖尽量向左右分开，脚后跟不要离地。

双掌合十，用双肘抵住双膝内侧。

吸气，头向后伸展颈部，眼睛向上看，再把两肘向外推开。

保持呼吸 3—5 次。

吐气，低头，双脚脚尖朝前，两膝并拢。

合掌，双臂向前向下伸直，上体躯干向前伸展。

保持呼吸 3—5 次。

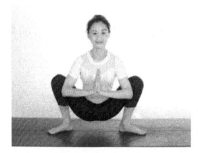 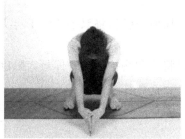

图 4-27　敬礼式

（二）注意

抬头时放松肩膀，头尽量向上，眼睛看上方天花板。

低头时保持手指在两腿中间，与头顶成一条直线，不要倾斜身体。

（三）益处

（1）治疗颈椎病、肩周炎、驼背，消除肩部、背部的肌肉疲劳。

（2）促进背部血液循环，可消除和舒缓背部区域的僵硬、不灵活和紧张感。

（3）改善练习者的体态平衡。增强双肩、双臂、两膝等周围神经系统功能。

（4）有助于改善女性月经失调和性功能失调。

十八、花环式

（一）动作（见图 4-28）

蹲下，两脚后跟并拢，两脚尖尽量打开，脚后跟尽量不离地。

臀部离开地面，双臂展开环绕双腿，双手抓住双脚脚踝，双膝向外打开。

吸气，抬头，直立身体。

吐气，低头，上体向前，将头顶放在垫子上或到最大限度。

重复6—8次。

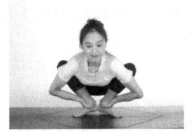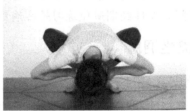

图4-28　花环式

（二）注意

抬头时放松肩膀，头尽量向上，眼睛向上看。

低头时尽量靠近地面。

抬头、低头时，动作缓慢，控制身体平衡。

（三）益处

（1）促进背部血液循环，可消除背痛，特别是月经期间发生的背痛。

（2）缓解颈椎疼痛，消除肩部、背部肌肉疲劳，促进体态平衡。

（3）这个姿势使腹部肌肉和腹部内器官得到按摩，向骨盆区域输送新鲜血液，有助于改善便秘和消化不良以及女性月经失调和性功能失调。

（4）增强双肩、双臂、两膝等周围神经系统功能。

十九、吉祥坐调息

吉祥坐调息1分钟，目的是不要马上从蹲的姿态到站起来，这样容易造成头部供血不足，头晕眼花，所以做完花环式后直接坐下调息，放松头、颈及后背肌肉。

第三节　腰腹速瘦瑜伽

久坐不动加上不少办公室都有"下午茶文化"，这是很多上班族的常态，因工作时间长，身体的基础代谢率下降，日常热量消耗变低，很多人还有便秘的困扰。而长时间在工作的压力下，肾上腺皮质醇分泌会增加，续而造成肥胖，最常见的便是腰腹脂肪堆积，还会导致痔疮，女性月经紊乱，男性阳痿，抵抗力减弱，骨质疏松，血压上升，情绪不稳等身体问题，这也是众多人群需要减肥的原因。

本组合动作主要针对腰、腹、臀、腿的锻炼和多余脂肪的减除,练习时可根据自己的承受能力增加次数和动作时间,最多不要超过 20 次,以免用力过多,造成肌肉拉伤。

注意遵照每个动作的要求和数量来完成。动作练习时保持呼吸均匀平稳,逐渐延长吸气和吐气的时间。女性经期避免练习腰腹瑜伽。

一、散盘坐调息

(一) 动作(见图 4-29)

让坐骨压实地面,挺直腰背。让大拇指和食指轻触,双手呈智慧手印,放于两侧膝盖,进入散盘坐姿。

双唇微闭,用鼻子呼吸。吸气时感觉气息经由鼻腔和喉咙进入肺部底部,扩张肺部以吸入更多的氧气,充满肺部后迫使横膈膜下沉,腹部向外扩张;吐气时腹部向内收缩,将体内的浊气完全呼出。

一般调息 2—3 分钟。

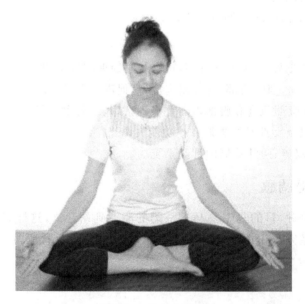

图 4-29　散盘坐调息

(二) 注意

呼吸的过程中胸腔尽量保持不动;感受腹部仿佛一个皮球,伴随着气息隆起和下陷。

(三) 益处

(1) 通过呼与吸,供给头部和血液足够的氧气,将体内的浊气排出。

(2) 增强两膝和两踝的柔韧性和灵活性,缓解关节疼痛和僵硬。

二、吉祥坐左右弯腰式

（一）动作（见图 4-30）

挺直腰背，保持收腹状态。目视前方，双手十指交握抱头。

吸气，微抬头，吐气，向右弯腰。

保持动作，呼吸 5 次。

吸气，身体回正，吐气，向左弯腰。

保持动作，呼吸 5 次。

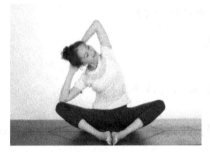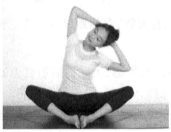

图 4-30　吉祥坐左右弯腰式

（二）注意

两侧弯腰时，保持后背挺直，不要驼背。

（三）益处

（1）缓解背部的僵硬、疼痛和紧张感。

（2）可消除腰、背、腹、腿部的多余脂肪。

（3）刺激骨盆，有助于缓解泌尿功能失调和坐骨神经痛。

（4）促进血液流入背部和腹部，有助于预防疝气，缓解月经周期不规律现象。

（5）如果在怀孕期经常练习此式，分娩将会更加容易、顺利，痛苦也会减少，还有助于防止静脉曲张的形成。

三、虎式平衡（左）

（一）动作（见图 4-31）

成四脚板凳状跪立在垫子上，两手与肩同宽，左手用力撑地。

吸气，抬头向前看，右臂向前伸出，左腿向后抬起。

吐气，右臂收回到右腰旁，左腿收回胸前。

保持动作，呼吸 5 次。

（二）注意

腿、臂抬起时，保持后背伸直不要驼背，同时尽量与地面平行，效果更好。

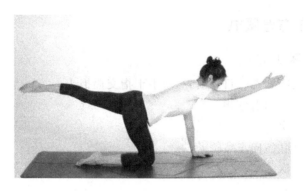

图 4-31　虎式平衡(左)

保持右臀、右大腿、右膝始终垂直于地面。

(三) 益处

(1) 增强腰背、臀部、大腿前后肌群力量,提升身体平衡性。

(2) 可消除腰、背、臀、腿部多余脂肪。

(3) 强化神经系统,促进血液循环,增强消化系统功能,有助于缓解女性月经痉挛。

四、虎式平衡(右)

动作同上,换腿练习。

五、半月式

(一) 动作(见图 4-32)

两腿并拢,脚尖朝前并拢,双手胸前合十,食指向上,其他手指相扣。

吸气,伸直手臂向头顶上方;吐气,向左弯腰。

吸气,回正上体;吐气,向右侧弯腰。

吸气,回正上体;吐气,上身向前向下伸展。

吸气,回正上体;吐气,向后弯腰。

动作左右前后算一次,重复 4—8 次。

(二) 注意

在上身运动时两腿保持不动,后背直立,不要驼背。

上身运动的四个方向尽量拉伸到自己的最大限度。

核心力量与呼吸协调配合,保持平衡,呼吸慢而长。

(三) 益处

(1) 强化脊柱和髋关节周围肌肉力量,缓解背部的僵硬、疼痛和紧张感,对久坐工作人群有明显效果。

(2) 可消除腰、背、腹、腿部的多余脂肪。

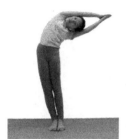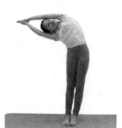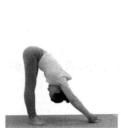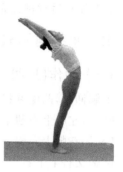

图 4-32　半月式

（3）刺激骨盆，改善消化和排泄系统，并有利于缓解肠胃疾病。

（4）促进血液流入背部和腹部，有助于预防疝气，调节月经周期不规律现象。

六、简易半船式

（一）动作（见图 4-33）

坐姿，屈膝，双手抱住双腿腘窝处（也可双臂打开放在小腿两侧）。

吸气，伸展脊柱。

吐气，双脚抬离地面与地面平行。

动作保持，呼吸 5—8 次。

吐气，两脚放松到地面。

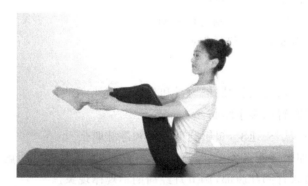

图 4-33　简易半船式

（二）注意

伸展背部不能驼背，目光看向脚尖，抬头，放松颈部。

保持身体始终坐在坐骨上。

（三）益处

（1）增强腰、腹、腿部肌肉力量，提升身体平衡性。

（2）可消除腰、背、腹、腿部的多余脂肪。

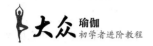

（3）强壮后背神经系统和消化系统功能,促进胃肠蠕动,改善消化功能。

七、平躺剪刀式

（一）动作（见图 4-34）

平躺仰卧,两腿并拢在空中,双手放体侧。

吸气,左腿上右腿下。

吐气,右腿上左腿下。

两腿交替上下各 8—12 次。

最后一个吐气,两腿缓缓放下。

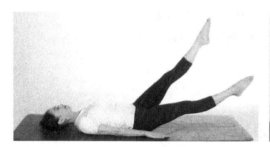
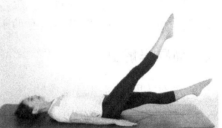

图 4-34　平躺剪刀式

（二）注意

双肩、手臂支撑地面,两腿伸直摆动。

背部紧贴地面,用腰腹力量控制身体平衡。

核心力量与呼吸协调配合,保持平衡。

（三）益处

（1）提升髋关节灵活度、腿的肌肉力量和身体平衡性。

（2）可消除腿、腰、臀部多余脂肪。

（3）促进腿部血液倒流速度,缓解腿部肿胀和静脉曲张。

（4）刺激骨盆,加强排泄系统功能,有助于消除泌尿功能失调和缓解坐骨神经痛。

（5）促进血液流入背部和腹部,调节月经周期不规律现象。

八、仰卧交替抱膝式

（一）动作（见图 4-35）

平躺仰卧,两腿并拢,手臂侧平放地面。

吸气,起身双臂抱右腿。

吐气,身体躺下,腿放下。

吸气,起身双臂抱左腿。

吐气,身体躺下,腿放下。

两腿交替各 8—12 次。

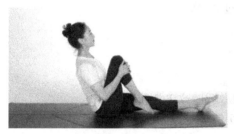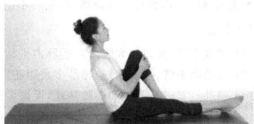

图 4-35　仰卧交替抱膝式

（二）注意

起身时,抬头伸展,后背挺直。

躺下时,臀、腰先放松,然后慢慢躺下。

核心力量与呼吸协调配合,保持平衡。

（三）益处

仰卧交替抱膝式动作的益处与平躺剪刀式动作的益处相同。

九、动态坐姿提腹式

（一）动作（见图 4-36）

坐下,两腿前伸,双手撑在臀部后方,指尖朝腿部方向。

吸气,手臂用力撑起身体,耻骨向上抬至极限,抬头向上,收腹夹臀。

吐气,臀部放下。

重复 8—10 次。

最后一个吐气,臀部缓缓向下。

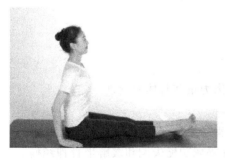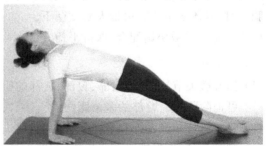

图 4-36　动态坐姿提腹式

（二）注意

运动过程中,向上时臀部尽量抬高,向下时臀部尽量不放在地上。

运动中,手臂尽量伸直不要弯曲,让肩、臂垂直于地面。

核心力量与呼吸协调配合,保持平衡。

根据身体能力次数可以逐渐增多,最多不超过 20 次。

（三）益处

（1）增强手臂、腰、腹、大腿前后肌群力量。

（2）可消除手臂、腰、腹、臀、腿部多余脂肪。

（3）强壮后背神经系统和心肺功能,促进胃肠蠕动,改善消化功能。

（4）刺激骨盆,有助于消除泌尿功能失调和缓解坐骨神经痛。

（5）促进血液流入背部和腹部,调节月经周期不规律现象。

十、推磨式（顺时针）

（一）动作（见图 4-37）

平躺仰卧,两腿并拢,双手交握在体前。

吸气,从左边起身。

吐气,从右边躺下。

重复 8—12 次。

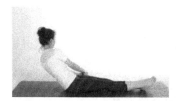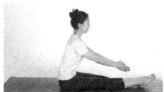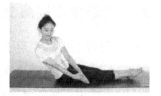

图 4-37　推磨式（顺时针）

（二）注意

起身时,身体尽量从左边最大幅度起身。

躺下时,身体尽量从右边最大幅度躺下。

核心力量与呼吸协调配合,保持平衡。

（三）益处

（1）提升髋关节灵活度,腰部、腹部、腿部的肌肉力量和身体平衡性。

（2）可消除腿、腰、臀部的多余脂肪。

（3）强壮后背神经系统和消化系统功能,促进胃肠蠕动,改善消化功能。

（4）刺激骨盆,加强排泄系统功能,有助于消除泌尿功能失调和缓解坐骨神经痛。

（5）促进血液流入背部和腹部,调节月经周期不规律现象。

十一、推磨式（逆时针）

动作同上，换方向练习。

十二、抱肘蝗虫式

（一）动作（见图 4-38）

俯卧，下巴着地，两腿自然分开，双臂抱肘。

吸气，抬头，抬起上身向上伸展，双腿用力抬起到最大限度。

吐气，动作保持，呼吸 5—8 次。

最后一个吐气，双臂、双腿放下。

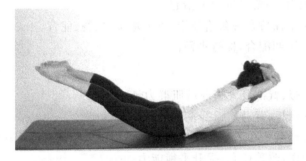

图 4-38　抱肘蝗虫式

（二）注意

抬腿时，颈、后背、腰协助控制身体平衡。

胸、腹、大腿尽量离开地面，腹部、髂骨和耻骨应紧贴地面。

抬头动作时张嘴吸气，延长吐气时间。

（三）益处

（1）增强腰、腹、背部及大腿前后肌群力量。

（2）可消除腰、腹、背、臀、腿部多余脂肪，还有提臀、美背作用。

（3）按摩腹部器官，缓解便秘。

（4）改善体态，提升平衡能力。

十三、肘撑平板式

（一）动作（见图 4-39）

俯卧，下巴点地，两腿伸直，双脚脚趾勾地，屈肘，将双手前臂着地，掌心向下或握拳放在胸两侧。

吸气，双肘、双脚脚趾用力撑地，抬起身体与地面平行。

吐气，动作保持，呼吸 5—8 次。

最后一个吐气,手臂放松,身体慢慢放下。

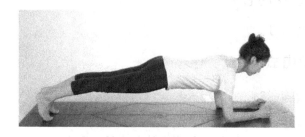

图 4-39　肘撑平板式

（二）注意

两上臂垂直于地面,头要尽量向上抬起。

从头到脚身体尽量保持在一条直线上,不要塌腰、撅臀、驼背。

核心力量与呼吸协调配合,保持平衡。

（三）益处

（1）增强臂、腰、腹、背部及大腿前后肌群力量。

（2）可消除臂、腰、腹、背、臀、腿部多余脂肪。

（3）强壮后背神经系统和消化系统功能,促进胃肠蠕动,改善消化功能。

（4）全身塑形动作,改善体态,提升平衡能力。

十四、小桥式

（一）动作（见图 4-40）

平躺,屈膝,双脚分开与髋同宽。

吸气,耻骨向上抬至极限,收腹夹臀,上臂支撑地面,双手虎口叉腰支撑在腰上。

吐气,依次伸直双腿。

呼吸 8 次。

最后一个吐气,臀部带脊柱缓缓向下。

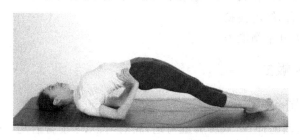

图 4-40　小桥式

（二）注意

尽量靠腰腹力量向上挺起，而不是只依靠手臂，腿尽量伸直。

向下还原时动作尽量舒缓，避免伤害脊柱。

张嘴吸气，延长吐气时间。

肩关节有伤此动作要避免。

（三）益处

（1）增强臂、腰、腹、背部及大腿前后肌群力量。

（2）可消除臂、腰、腹、背、臀、腿部多余脂肪。

（3）强壮后背神经系统和消化系统功能，促进胃肠蠕动，改善消化功能。

（4）刺激骨盆，强化排泄系统功能，有助于消除泌尿功能失调和缓解坐骨神经痛。

（5）全身塑形动作，改善体态，提升平衡能力。

十五、半莲花扭转伸展式（右）

（一）动作（见图 4-41）

长坐，左脚放在右大腿上，右腿伸直。

吸气，双臂两侧打开，伸展后背。

吐气，上身向左转，左手向右脚方向伸，右手放在左膝上。

保持动作，呼吸 8 次。

最后一个吐气，上身转回。

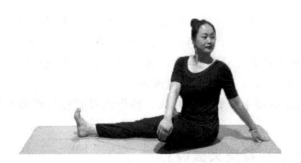

图 4-41　半莲花扭转伸展式（右）

（二）注意

左脚尽量靠近右大腿根部。

上身扭转时，臀部坐实地面，后背挺直，不要耸肩。

（三）益处

（1）此动作可拉伸缓解之前的腰腹运动，还可消除腰、腹、臀、腿部的多余脂肪。

（2）按摩腹部，刺激内脏器官。

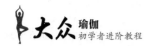

（3）刺激骨盆，加强排泄系统功能，有助于消除泌尿功能失调和缓解坐骨神经痛。

（4）促进血液流入背部和腹部，调节月经周期不规律现象。

十六、半莲花扭转伸展式（左）

动作同上，换腿练习（见图4-42）。

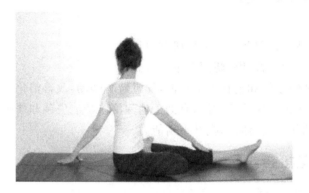

图4-42　半莲花扭转伸展式（左）

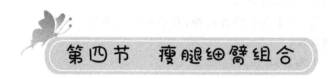

第四节　瘦腿细臂组合

　　双腿纤细、修长，不再有蝴蝶臂想必是每个女生都想要达到的目标，也有不少女生在做运动的时候都会担心小腿长肌肉，导致腿部线条不好看。本组动作主要针对手臂和腿部练习，大家都知道臂和腿是较难减围的，所以练习时不要低于组合里的动作的最低次数，最高不要超过20次，以免用力过多，造成肌肉拉伤。

　　注意遵照每个动作的要求和数量来完成。动作练习时保持呼吸均匀平稳，逐渐延长吸气和吐气的时间。

一、左半莲花坐手臂交叉式（右）

（一）动作（见图4-43）

左脚在上半莲花坐，让臀部压实地面，挺直腰背。

吸气，两臂由两侧拉起至头顶上方。

吐气，右手从左臂后方绕过与左手合掌。

吸气，伸展手臂和脊柱，指尖向天花板方向伸展。

吐气，动作保持，呼吸5次。

最后一个吐气，双手打开。

（二）注意

手臂向上伸展时尽量两臂贴紧。

后背直立，不要驼背。

（三）益处

（1）促进手臂血液循环，拉伸手臂肌肉和经络。

（2）消除手臂、后背脂肪。

二、右半莲花坐手臂交叉式（左）

动作同上，换腿、换手臂练习。

三、英雄坐牛面式（左）

（一）动作（见图 4-44）

英雄坐，两膝尽量并拢，臀部坐在脚后跟上。

吸气，左臂由左侧拉起到耳旁，屈小臂放到头后方，右臂屈小臂在身后与左手拉合。

吐气，抬头、挺胸。

动作保持，呼吸 5 次。

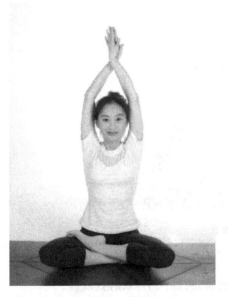

图 4-43　左半莲花坐手臂交叉式（右）

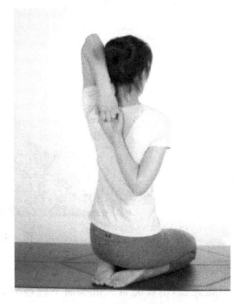

图 4-44　英雄坐牛面式（左）

（二）注意

保持身体不要左右倾斜，后背尽量挺直，不要驼背。

头尽量抬高，左肘尽量放到头后面。

如果臀部坐不下去,可在臀部下面垫一块瑜伽砖,一块不行就两块。

(三)益处

(1)英雄坐,促使形成正确的足弓度,可治疗跟骨痛,缓解膝关节风湿症引起的疼痛。

(2)提升肩关节灵活度,治疗肩周炎,消除肩、背、手臂肌肉疲劳,减少脂肪。

(3)促进膝、踝、髋关节周围肌肉组织的血液循环,以增强灵活度。

(4)拉伸手臂肌肉线条,增强腿部肌肉力量。

(5)促进血液循环,强壮心肺能力。

四、英雄坐牛面式(右)

动作同上,换手练习。

五、下犬式

(一)动作(见图 4-45)

俯卧,双手放在胸两侧,两腿并拢。

吸气,双臂推地,伸展整个后背,大腿根向后推,尾骨向天花板上方顶起。

吐气,低头,伸腿,脚尖踩实地面,脚后跟放松向下,小腹紧贴大腿。

动作保持,呼吸 5—8 次。

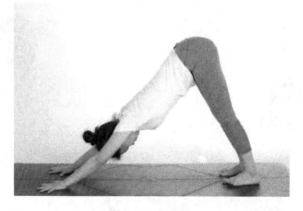

图 4-45 下犬式

(二)注意

双腿夹紧,不要驼背。低头时下巴收紧,贴紧前胸,头部向下,双肩找双膝。

推地时尽量使用肩、臀的力量推身体起来。

重心在手臂和腿中间,感受重力从双臂转移至双腿,减少手腕受力。

(三)益处

(1)增强手臂、腰、腹、臀、腿部前后肌群力量,并消除其多余脂肪。

（2）治疗肩周炎，改善驼背，提升身体平衡性。

（3）此动作逐步让血液流向头部，让脑部慢慢适应增大的血压。

（4）头向下倒立动作都是改变身体的地心引力，对面部肌肉提升有好处。

六、掌撑健步走

（一）动作（见图 4-46）

接上一动作，双手向前一点。

吸气，右腿抬起靠近胸口；吐气，右腿放下。

吸气，左腿抬起靠近胸口；吐气，左腿放下。

两腿各重复 8—16 次。

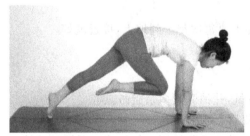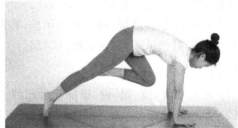

图 4-46　掌撑健步走

（二）注意

在两腿运动过程中，臀部、身体尽量不要抬得太高，抬腿到极限即可。

腿尽量控制放下，最后结束时先俯卧。

（三）益处

（1）增强手臂、腰、腹、臀、腿部前后肌群力量，并消除其多余脂肪。

（2）强壮后背神经系统和心肺功能，促进胃肠蠕动，改善消化功能。

（3）刺激骨盆，有助于消除泌尿功能失调和缓解坐骨神经痛。

（4）促进血液流入腹部，调节月经周期不规律现象。

七、掌撑半莲花上挺式（右）

（一）动作（见图 4-47）

长坐，右脚放在左大腿上，左腿伸直，双手与髋同宽，撑在臀部后方。

吸气，手臂用力撑起身体，耻骨向上抬至极限，抬头向上，收腹夹臀。

吐气，臀部带脊柱缓缓向下。

动作重复 8—10 次。

如果一开始不能完成动态动作，可以做静止的，保持动作，呼吸 5 次。

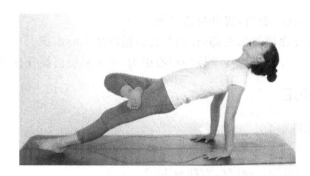

图 4-47　掌撑半莲花上挺式（右）

（二）注意

双臂、腿伸直，向上时臀部尽量抬高。

向下时动作尽量舒缓，避免伤到尾椎，臀部不要每次都坐到地上，接近就好。

抬头动作时张嘴吸气，延长吐气时间。

（三）益处

（1）增强手臂、腰、腹、臀、腿部前后肌群力量，并消除其多余脂肪。

（2）强壮后背神经系统和心肺功能，还有提臀、美背作用。

（3）刺激骨盆，提肛，加强排泄系统功能，有助于消除泌尿功能失调和缓解坐骨神经痛。

（4）促进血液流入背部和腹部，调节月经周期不规律现象。

八、掌撑半莲花上挺式（左）

动作同上，换腿练习（见图 4-48）。

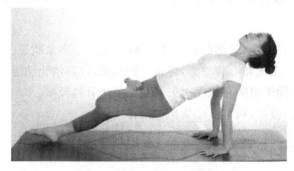

图 4-48　掌撑半莲花上挺式（左）

九、鹭式（右）

（一）动作（见图 4-49）

左腿后屈放在左臀旁，脚背着地，右腿抬起至胸前，双手抱右脚，后背挺直。

吸气，双手拉起右脚向前伸，双肘打开与地面平行，若手抱右脚觉得困难可以抓右脚踝，腿不能抬很高时可以抬到自己的极限。

吐气,动作保持,抬头,挺胸。

呼吸 5 次。

（二）注意

保持身体不要左右倾斜,后背尽量挺直,不要驼背。

头尽量抬高,双肘尽量抬起,这样手臂、腿都可以得到锻炼。

如果臀部坐下感到膝关节不适,可在臀部下面垫一块瑜伽砖。

（三）益处

（1）促使形成正确的足弓度,可治疗足跟痛,缓解膝关节风湿症引起的疼痛。

（2）促进膝、踝、髋关节周围肌肉组织的血液循环,以增强其灵活性和腿部的柔韧性。

（3）拉伸手臂肌肉线条,缓解腿部肿胀和静脉曲张。

（4）促进双腿血液循环,增强腿部肌肉力量。消除手臂、腿部的多余脂肪。

十、鹭式（左）

动作同上,换腿练习（见图 4-50）。

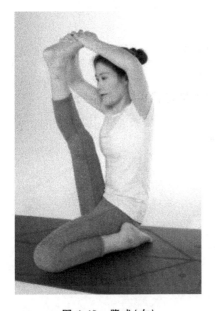

图 4-49　鹭式（右）

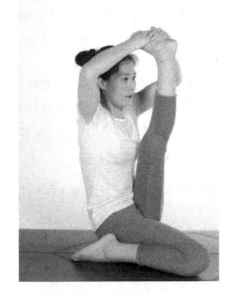

图 4-50　鹭式（左）

十一、单手弓式（右）

（一）动作（见图 4-51）

俯卧,两腿并拢,屈左臂在胸前,右手抓右脚踝或脚背。

吸气,右臂拉伸右脚抬高到极限,抬头,挺胸。

吐气,动作保持,呼吸5—8次。

最后一个吐气,身体、手臂、腿缓缓向下放松。

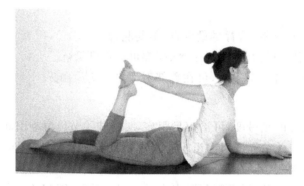

图 4-51　单手弓式(右)

(二) 注意

依靠颈、后背、腰、左手臂发力抬高上体。

臀大肌、大腿前后肌群用力,尽量让大腿离开地面。

收紧臀部肌肉,腹部、右髂骨贴地面。

患有脊柱关节错位、严重脊椎病的人不建议练习此动作。

(三) 益处

(1) 增强手臂、大腿前后肌群和腰、背、臀部的肌肉力量,消除其多余脂肪。

(2) 提升腰、腿部的柔韧性和身体平衡性。

(3) 促进全身血液循环,缓解腿部肿胀和静脉曲张。

十二、单手弓式(左)

动作同上,换腿练习(见图 4-52)。

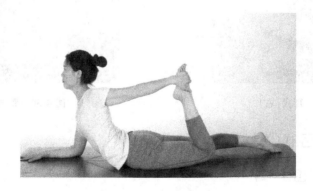

图 4-52　单手弓式(左)

十三、空中自行车

（一）动作（见图4-53）

平躺，双臂放在臀部下面，双腿并拢前屈于胸前。

吸气，右脚后跟向天花板上方蹬腿，左腿屈膝绷脚尖。

吐气，左脚后跟向天花板上方蹬腿，右腿屈膝绷脚尖。

两腿像蹬自行车一样交替进行。

两腿各重复10—15次。

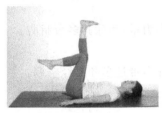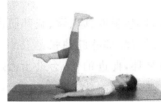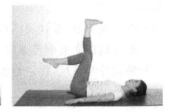

图 4-53　空中自行车

（二）注意

双肩、手臂、后背紧贴地面。

蹬腿时勾脚，垂直于地面向上蹬，而下来时绷脚背，这样才能更好地达到美腿的作用。

注意动作与呼吸的配合。

（三）益处

（1）增强大腿前后肌群和腰腹力量，消除其多余脂肪。

（2）加快腿部血液倒流速度，缓解腿部肿胀和静脉曲张。

（3）加速身体血液回流，刺激脊柱血液循环，对治疗头痛、痔疮及糖尿病有一定效果。

十四、跪撑摆腿式（右）

（一）动作（见图4-54）

成四脚板凳状跪立在垫子上，两手与肩同宽，腿抬起，抬头向前看。

吸气，右腿向前摆动。

吐气，向后。

动作重复8—12次。

（二）注意

腿摆动时身体尽量不要动，保持后背伸直，不要驼背。

腿尽量抬高到与地面平行进行运动，效果更好。

保持支撑的双臂、左大腿、左膝始终垂直于地面。

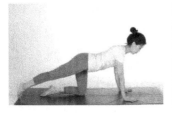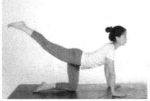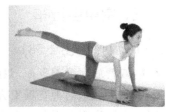

图 4-54　跪撑摆腿式(右)

核心力量与呼吸协调配合,保持平衡。

(三) 益处

(1) 提升髋关节、脊柱灵活度,增强手臂、腰、臀、腿部肌肉力量,消除其多余脂肪。

(2) 加快腿部血液倒流速度,缓解腿部静脉曲张。

(3) 强化神经系统,促进血液循环,促进消化,有助于治疗白带过多和月经不调。

十五、跪撑摆腿式(左)

动作同上,换腿练习。

十六、蛇击式

(一) 动作(见图 4-55)

跪地,两手支撑在头部两侧,双肘向外打开,两脚脚趾勾地支撑地面。

一边吸气一边身体向前移动至胸与手平齐的位置,脚趾、膝盖支撑地面。

吐气,伸直双臂抬起上半身,抬头,眼睛看向天花板,拉伸双臂和腿部肌肉。

一边吸气一边屈双臂,低头、撅臀。

吐气,向后收回臀部,坐向脚后跟,双臂伸直,低头。

重复 8—12 次。

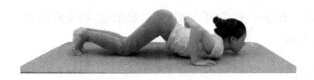

图 4-55　蛇击式

(二) 注意

向前推时胸先着地,头向后抬,推完结束后手臂伸直,双腿前侧、腹部、耻骨紧贴地面。

不管向前推还是收回身体,注意手臂、腰、腿、臀共同发力并配合身体呼吸,保持身体平衡。

（三）益处

（1）增强手臂、腿部肌肉线条。

（2）促进背部血液循环,可消除和舒缓背部区域的僵硬、不灵活和紧张感。

（3）治疗各种背痛和轻微的脊椎病变,这一姿势还原时血液涌回双肾,可防止和减少结石的沉淀。有助于改善女性月经失调和性功能失调。

十七、婴儿式肩部拉伸

（一）动作(见图 4-56)

金刚坐,后背挺直。

吸气,双臂从两侧拉起到两耳旁;吐气,双臂向前放于地面。

臀部离开脚后跟,与大腿、膝关节垂直于地面,抬头,肩、胸放松贴在地面上(或到承受的最大限度)。

保持呼吸 5—8 次。

结束时吸气,手臂放松,手掌用力推身体慢慢向前,腹部、身体放在地面上。

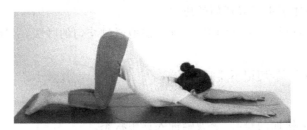

图 4-56　婴儿式肩部拉伸

（二）注意

在做这个动作时头尽量抬高,双肩尽量放松。

抬头动作时张嘴吸气,吐气尽量慢一点。

（三）益处

（1）修饰手臂、腿部肌肉线条。

（2）提升肩、颈、胸部的灵活度。

（3）治疗颈椎、肩周炎、驼背,消除肩、背部肌肉疲劳。

（4）促进血液循环,提升心肺功能。

十八、摊尸式放松

（一）动作(见图 4-57)

仰卧在垫子上,伸直双腿,身体平贴地面。

双腿和双臂向两侧自然打开。双臂与身体约呈 45 度角,掌心翻转向上。

下巴回收,使颈部后侧保持延展;不要耸肩,使双肩远离耳朵。保持呼吸顺畅,胸腔打开。

闭上双眼,尽情享受这一放松体式所带来的轻松愉悦感。

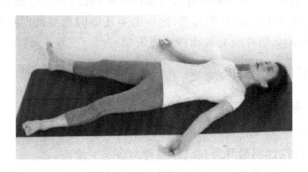

图 4-57 摊尸式放松

（二）注意

为了更好地释放体内的紧张感,由上自下放松每一块肌肉,感受每一个放松的部位正渐渐地向下沉,你的身体不再承载任何的压力。

要细心观察那些放松不下来的部位,有意识地通过均匀的呼吸,引导这些部位获得完全的放松。

建议 3—5 分钟为宜,切记不要睡着。

（三）益处

这非常有利于放松你的身心,令大脑进入冥想状态。

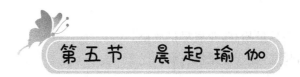

第五节 晨起瑜伽

俗话说:一日之计在于晨。晨起瑜伽不仅能够快速唤醒沉睡一夜的身体,还能带来一整天的活力,对有"起床气"的朋友有着特别好的作用。晨起练瑜伽,不但可以使人头脑清醒,还能活跃身体的细胞分子,让人精神饱满。晨起瑜伽的练习步骤如下。

第一步,唤醒身体,活动一下关节,静坐冥想,关注呼吸。

第二步,肌肉拉伸,做一些肩、颈、身体前后侧,以及腿的拉伸动作,让肌肉慢慢恢复弹性。

第三步,力量建立除了恢复肌肉弹性还需要增加力量,早晨做一些力量训练可以恢复身体的活力。

第四步,休息放松,安排修复性体式,恢复能量,调理身心。

本套路组合动作简单易学,适合每个人,一套动作的时长为 7—10 分钟,晨起练习不需要时间太长,目的只是拉伸筋骨。动作练习时保持呼吸均匀平稳,逐渐延长吸气和吐气的时间。

一、反手祈祷英雄坐

(一)动作(见图 4-58)

英雄坐,双腿并拢或微分开,小腿前侧及脚背触地,背部挺直,臀部下沉,臀部肌肉内夹,保持收腹状态。目视前方,弯曲双手肘,双手后背合掌呈祈祷手势,小指紧贴后背。

双唇微闭,用鼻子呼吸。吸气时感觉气息经由鼻腔和喉咙进入肺部底部,扩张肺部以吸入更多的氧气,充满肺部后迫使横膈膜下沉,腹部向外扩张;吐气时腹部向内收缩,将体内的浊气完全呼出。

调息 1 分钟。

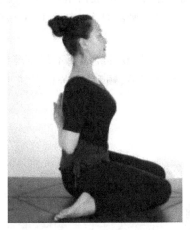 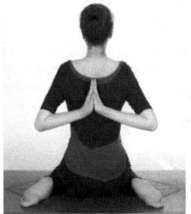

图 4-58 反手祈祷英雄坐

(二)注意

如果英雄坐有困难,可以将大腿分开一些或在臀部下垫一个枕头、靠垫,减少大腿和膝关节的承受力,注意放松。

(三)益处

(1)缓解背部的僵硬、疼痛和紧张感。

(2)刺激骨盆,有助于消除泌尿功能失调和缓解坐骨神经痛。

(3)强化脊柱力量,舒缓情绪,放松身心。

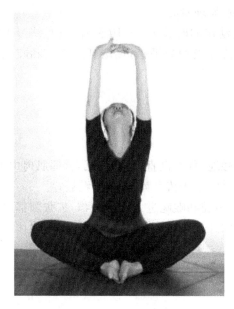

图 4-59　吉祥坐伸展

二、吉祥坐伸展

（一）动作（见图 4-59）

吉祥坐，后背挺直，保持收腹状态。目视前方，双手十指交握。

吸气，抬头，双臂由胸前向上推至头顶伸直，掌心向上。

吐气，双手带手臂到胸前。

动作重复 5—8 次。

（二）注意

身体保持正直，不要驼背，拉伸整个后背。

（三）益处

（1）强化脊柱力量，缓解背部的僵硬、疼痛和紧张感，舒缓情绪，放松身心。

（2）刺激骨盆，有助于消除泌尿功能失调和缓解坐骨神经痛。

（3）促进血液流入背部和腹部，有助于预防疝气，调节月经周期不规律现象。

（4）如果在怀孕期经常练习此式，分娩将会更加容易、顺利，痛苦也会减少，还有助于防止静脉曲张的形成。

三、蹲坐式

（一）动作（见图 4-60）

双脚分开与髋同宽，脚尖外八自然打开。

吸气、吐气，屈膝向下蹲，膝盖外展，双手胸前合十，手肘抵住膝盖。

吸气，脊柱延展，吐气，臀向下坐。

保持动作，呼吸 5 次。

结束时吸气，身体慢慢站立起来。

（二）注意

身体保持正直，不要驼背，拉伸整个后背。

（三）益处

（1）促进背部、腿部血液循环，提升体态平衡。

（2）强化脊柱力量，舒缓情绪，放松身心。

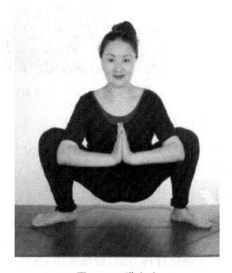

图 4-60　蹲坐式

（3）改进练习者的体态平衡。有助于改善女性月经失调和性功能失调。

四、分腿前屈扭转式（左）

（一）动作（见图 4-61）

两腿分开 2 个肩宽，脚尖内收正直。

吸气，双臂两侧打开拉至头顶上方，十指交叉反掌向上。

吐气，上身向前拉伸到水平。

吸气，向左平移拉伸至身体最大极限，抬头。

吐气，动作保持，呼吸 3—5 次。

最后一个吐气，身体转回到正前方。

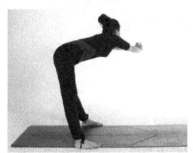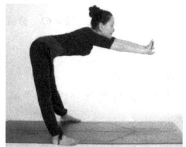

图 4-61　分腿前屈扭转式（左）

（二）注意

两臂、肩与地面尽量成水平，脚后跟踩实地面。

（三）益处

（1）提升腿、手臂、腰部肌肉力量，提升身体平衡性。

（2）可消除腰、腹、腿部的多余脂肪，还有提臀、美背作用。

（3）强壮后背神经系统，强化内脏器官，帮助消化和排泄，并有助于改善肠胃疾病。

五、分腿前屈扭转式（右）

接上一动作，吐气，身体向右转拉伸练习（见图 4-62）。

六、单腿抱膝平衡式（右）

（一）动作（见图 4-63）

两腿并拢，脚尖内收，身体直立。

吸气，双手抱右膝靠近腹部，双肘打开与地面平行。

吐气，动作保持，呼吸 3—5 次。

最后一个吐气，双臂、右腿放下。

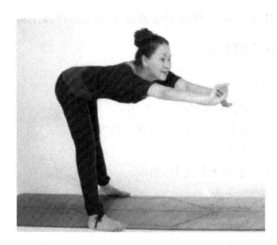

图 4-62　分腿前屈扭转式（右）

（二）注意

后背伸展、收紧肩胛骨。

腰、腹、腿协同用力，控制核心，保持平衡。

（三）益处

（1）提升腿部、手臂、腰部肌肉力量，提升身体平衡性。

（2）促进血液循环，按摩腹部，强化内脏器官。

（3）强壮后背神经系统功能，帮助改善消化和排泄系统，并有助于缓解肠胃疾病。

七、单腿抱膝平衡式（左）

动作同上，换腿练习（见图 4-64）。

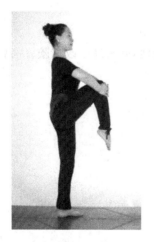

图 4-63　单腿抱膝平衡式（右）

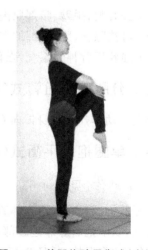

图 4-64　单腿抱膝平衡式（左）

八、海豚式

（一）动作（见图 4-65）

俯卧，小臂放于胸两侧。

吸气，双肘、两肩用力推地，伸展整个后背，大腿根向后推，尾骨向天花板上方顶起。

吐气，低头，伸腿，脚尖踩实地面，脚后跟放松向下，小腹找大腿。

动作保持，呼吸 5—8 次。

最后一个吐气，身体、手臂放松慢慢放下。

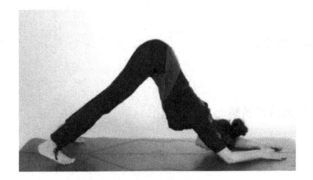

图 4-65　海豚式

（二）注意

双腿夹紧，不要驼背。低头时下巴收紧、贴紧前胸，双肩找双膝。

推地时尽量使用肩、臂的力量推身体起来。

重心在手臂和腿中间，感受重力从双臂转移至双腿。

（三）益处

（1）增强手臂、肩、腿、膝关节的肌肉力量，提升身体平衡性。

（2）治疗肩周炎、驼背，可消除手臂、背部、腿部的多余脂肪。

（3）此动作逐步让血液流向头部，让脑部慢慢适应增大的血压。

（4）头向下的倒立动作对面部肌肉提升有好处。

九、婴儿放松式

（一）动作（见图 4-66）

金刚坐，后背挺直。

吸气，抬头，身体前倾。

吐气，双臂放身体两侧，前额放于地面，后颈、后背放松。

保持呼吸 5 次。

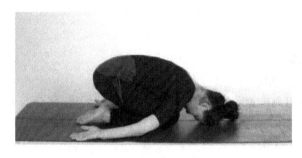

图 4-66　婴儿放松式

（二）注意

臀部放松坐在脚后跟上。

全身尽量放松。

（三）益处

缓解坐骨神经痛，刺激胃肠蠕动，帮助消化。

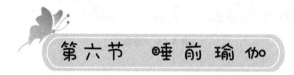

第六节　睡前瑜伽

　　每天睡觉前练习 15—20 分钟的瑜伽，可以由内到外调理身体神经系统，消除疲劳感，还有瘦身减压、美容养颜、调节女性内分泌等多种作用。长期坚持进行睡前瑜伽还能够有效抑制人体内自由基的形成，通过锻炼骨骼、肌肉和刺激内脏器官，可以达到一定程度上延缓器官衰老的效果，进而延缓人的衰老。

　　睡前瑜伽比较柔和，运动量也不大，适合男女老少练习，可利用它来放松身心，锻炼形体，改善睡眠。虽然只有 15 分钟左右的练习时间，动作也不是很高难度，但在做的过程中，还是要根据自己的能力慢慢练习，避免身体拉伤。如果身体能力允许，又想更好地改善形体，可以在每个动作的基础上增加锻炼次数或时长来增强身体机能。动作练习时保持呼吸均匀平稳，逐渐延长吸气和吐气的时间。

　　注意睡前瑜伽练习后并不是一练完就马上睡觉，因为刚练完瑜伽身体还处于比较兴奋的状态，马上进入睡眠会让脂肪和能量囤积。练习之前最好不要洗澡或者蒸桑拿，因为刚沐浴完或蒸完桑拿之后，人体的血液循环会加快，此时进行瑜伽运动会对心脏有所压迫，导致心脏负担过重，可在半个小时或一个小时之后再进行锻炼。练习完后最好不要再进食，坚持每晚锻炼后你会发现自己慢慢变瘦、变漂亮，睡眠质量也会大大提高，由内而外散发出你魅力。

一、束角式

(一) 动作(见图 4-67)

两腿弯曲,两脚底相对,双手抓脚,挺直脊柱,脚后跟靠近会阴处。

吸气,抬头,后背伸展。

吐气,低头,身体前屈,将额头尽可能地靠近地面。

动作保持,呼吸 8—10 次。

结束时吸气,身体慢慢直起,伸直两腿放松。

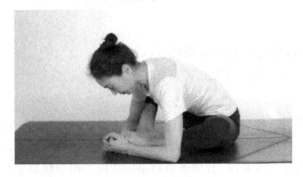

图 4-67　束角式

(二) 注意

动作保持时手臂放松,后背也放松,每次吐气时上身放松向下。

尽量使两膝靠近地面。

(三) 益处

(1) 有助于放松双踝、两膝和两腿肌肉。

(2) 刺激骨盆,有助于消除泌尿功能失调和缓解坐骨神经痛,使肾脏、前列腺和膀胱保持健康。

(3) 常做此练习对于防止膝盖脱臼、缓解关节风湿疼痛有一定疗效。

(4) 调节内分泌系统,对女性缓解痛经、调整经期不规律、调节月经量、促进卵巢功能有益处。

二、静态坐姿提腹式

(一) 动作(见图 4-68)

长坐,双手与髋同宽,撑在臀部后方。

吸气,手臂用力撑起身体,耻骨向上抬至极限,抬头向后,收腹夹臀。

吐气,臀部带脊柱缓缓向下。

保持动作,呼吸 5 次。

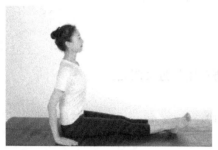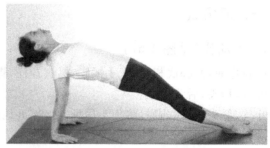

图 4-68　静态坐姿提腹式

（二）注意

向上抬起臀部时，双臂、双腿伸直，收腹、收肛。

向下还原时动作尽量舒缓，避免伤害到脊柱。

（三）益处

（1）增强手臂、腰、腹、臀、后背和大腿前后肌群力量，还可消除其多余脂肪。

（2）舒缓颈部疲劳，强壮后背神经系统和心肺功能，促进胃肠蠕动，改善消化功能。

（3）刺激骨盆，改善排泄系统，有助于消除泌尿功能失调和缓解坐骨神经痛。

（4）促进血液流入背部和腹部，调节月经周期不规律现象。

三、虎式（右）

（一）动作（见图 4-69）

成四脚板凳状跪立在垫子上，两手与肩同宽。

吸气，低头含胸，脊柱向天花板上方顶起，收腹收右腿靠近胸前，眼睛看向腹部。

吐气，抬头，塌腰，撅臀，右腿向后上方伸出，双眼尽量向上看。

动作重复 8 次。

（二）注意

脊柱向上拱起时，头尽量内收，后背向上顶起。

腿向后伸展时，腰、臀、腿部共同发力以使腿抬高到极限。

注意动作与呼吸协调配合。

（三）益处

（1）提升颈、胸、腰、脊柱灵活度，缓解颈、背、腰部的僵硬、疼痛和紧张感，对久坐人群有明显效果。

（2）增强全身肌肉力量和消化系统功能，促进血液循环。

（3）有助于治疗白带过多和月经不调，是消除女性月经痉挛的极好姿势，对于妊娠妇女而言，此动作能帮助子宫恢复正常位置。

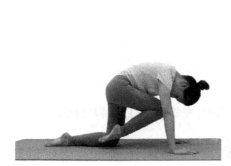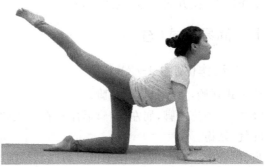

图 4-69　虎式（右）

四、虎式（左）

动作同上，换腿练习。

五、三角脊柱扭转式（右）

（一）动作（见图 4-70）

两腿分开至肩宽的 2—3 倍，脚尖内收正直。

吸气，双臂两侧打开。

吐气，上身向前拉伸，左手撑在地面两腿中间位置，右臂向天花板上方伸展，身体向右转，头向上看。

保持动作，呼吸 5 次。

最后一个吐气，右手放到左手旁。

（二）注意

两臂与肩尽量垂直于地面，脚后跟踩实地面，手支撑位置与两脚成等腰三角形。

（三）益处

（1）增强头、颈、腰、背、腹、腿部及膝关节肌肉力量和腰、腿的柔韧性。

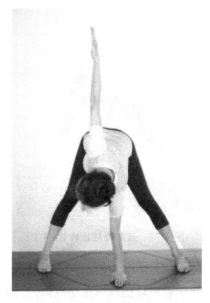

图 4-70　三角脊柱扭转式（右）

（2）促进新鲜血液流向脊柱，使脊柱灵活，同时提升身体平衡性。

（3）按摩腹部器官，缓解便秘。

六、三角脊柱扭转式(左)

动作同上,换方向练习(见图 4-71)。

七、简易树式(右)

(一)动作(见图 4-72)

从山式开始,重心稍移至右脚。

吸气,左手拉左脚,屈左腿,脚后跟放在右大腿内侧,左膝向左打开,脚趾向下。

吐气,站稳。

吸气,合掌于胸前,肩膀向下沉。目光凝视前方,集中注意力。

吐气,动作保持,呼吸 5 次。

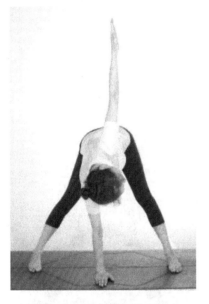

图 4-71　三角脊柱扭转式(左)

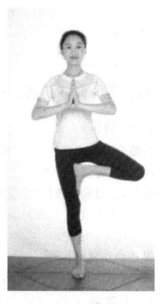

图 4-72　简易树式(右)

(二)注意

初学者可以把脚贴在小腿内侧,脚尽量只是贴在腿上而不是用力踩在上面,更不可以踩在膝关节上,以免对膝关节造成损伤。

学会用脚抓实地面,使腿部肌肉得到充分锻炼。

保证髋部不要转动,始终是朝前的。

(三)益处

(1)增强腿、膝关节肌肉力量,可消除腿部多余脂肪。

(2)提升专注力,提升核心平衡性。

八、简易树式（左）

动作同上，换腿练习（见图 4-73）。

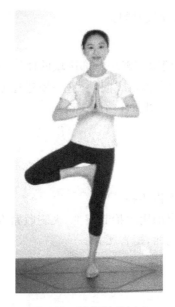

图 4-73　简易树式（左）

九、八体投地式

（一）动作（见图 4-74）

跪地俯卧，两腿并拢，双手放在胸两侧撑地。

吸气，双脚脚趾勾起撑地，双手、双膝、胸和下巴也支撑地面。

吐气，动作保持，呼吸 5 次。

最后一个吐气，身体各部位放下。

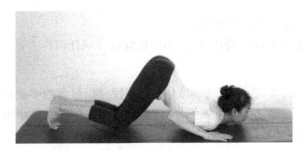

图 4-74　八体投地式

（二）注意

此动作只有两脚脚趾、两膝、两手、胸、下巴着地，其他部位离开地面。

臀部、骶骨向上顶起。

抬头动作时张嘴吸气，延长吐气时间。

（三）益处

（1）促进背部血液循环，可消除和舒缓背部区域的僵硬、不灵活和紧张感。

（2）治疗各种背痛和轻微的脊椎后突问题，这一姿势还原时血液涌回双肾，可防止结石的沉淀，还有助于改善女性月经失调和性功能失调。

十、脊柱放松式

（一）动作（见图 4-75）

坐姿，手臂环绕抱住双腿，十指相扣。

吸气，放松后背向后滚动，腹部用力抬起臀部，大腿收紧在胸前。

吐气，腰腹用力坐起，脚踩地面，挺直腰背。

动作重复 8—12 次。

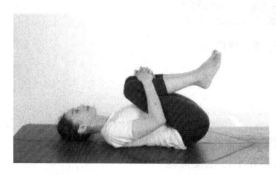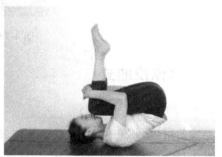

图 4-75　脊柱放松式

（二）注意

伴随均匀的呼吸，前后按摩你的脊柱。

运用腹部、后背的力量控制身体动作，不要给脊柱造成任何压力。

（三）益处

（1）增强头、颈、腰、背、腹、腿部肌肉力量，消除腰、腹、后背的多余脂肪。

（2）缓解腰背疲劳，促进背部血液循环，使脊柱灵活。提升身体平衡性。

（3）按摩腹部器官，缓解便秘。

❀十一、动物放松功（右）

（一）动作（见图 4-76）

接上一动作，右腿前屈于体前，左腿后屈于体后，右脚贴左大腿根部，左脚收紧靠近臀部。

吸气，双臂两侧拉起至头顶上方。

吐气，双臂向前伸展放于地面。

动作保持，呼吸 5 次。

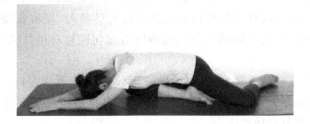

图 4-76　动物放松功（右）

（二）注意

左髂骨尽量向下，胸、腹贴紧右大腿。

双肩放松，不要耸肩。

（三）益处

（1）缓解全身疲劳，增强髋关节柔韧性。

（2）促进脊椎的血液循环，强壮后背神经系统功能。

❀十二、动物放松功（左）

动作同上，换腿换方向练习（见图 4-77）。

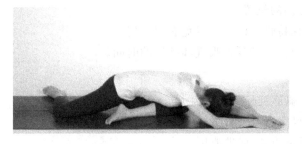

图 4-77　动物放松功（左）

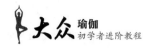

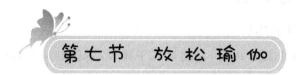

心情压抑其实是特别平常的事情,每个人都有心情压抑的时候,适时缓解精神压力,释放内心的负面情绪,放松心情、舒展身体、愉悦身心,就显得特别重要。

一天的疲劳也是身体积存毒素的主要原因,我们通过瑜伽练习,在促进身体血液循环的同时伸展放松肌肉、骨骼,这样不但可以有效地消除身体疲劳,缓解长期办公室工作人群的颈椎疾病、坐骨神经痛,对长时间站立造成的静脉曲张问题也有很好的效果。人轻松了,自然也就健康了。

本套路组合动作主要让人拉伸筋骨、放松,每个人在床上就能完成。套路中建议锻炼的时长为 7—10 分钟,如果觉得自己很疲劳,可以根据自身身体情况增加不同动作的练习时长,以帮助自己有效恢复身体健康。

一、门闩式(左)

(一)动作(见图 4-78)

右腿跪立,左腿向左打开,脚尖朝左与脚后跟、右膝成一条直线。

吸气,双臂两侧拉起与肩同高,掌心朝下。

吐气,向左侧拉伸,左手可放左小腿前侧,右臂向左侧拉伸,转头看上方。

动作保持,呼吸 3—5 次。

结束时吸气,收回左腿。

(二)注意

如感觉膝关节不适,可在下方垫一个软垫。

重心放在双脚之间的位置。

髋部右侧向上,保持骨盆向前。避免右肩耸肩。

保持呼吸均匀平稳,逐渐延长吸气和吐气的时间。

(三)益处

(1)增强腰、背、腿部及膝关节肌肉力量,提升身体平衡性。

(2)可消除腰、腿部的多余脂肪。

(3)强壮神经系统功能,促进消化。

二、门闩式(右)

动作同上,换腿(见图 4-79)。

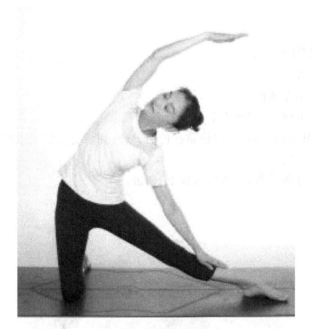

图 4-78　门闩式（左）

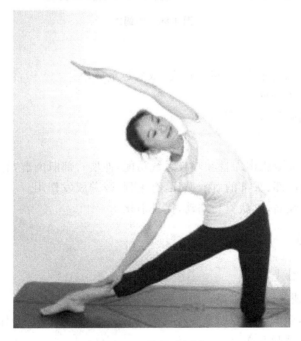

图 4-79　门闩式（右）

三、蜥蜴式

(一) 动作(见图 4-80)

金刚坐,后背挺直。

吸气,双手在前支撑地面。

吐气,带身体向下向前,胸前抱肘放至地面。

臀部离开脚后跟,抬头,肩、胸放松贴在地面上(或到承受的最大限度)。

动作保持,呼吸 5 次。

最后一个吐气,弯曲手臂,身体缓缓放下,俯卧。

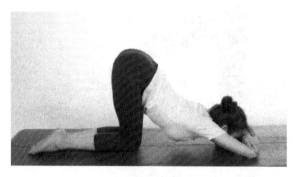

图 4-80 蜥蜴式

(二) 注意

在做这个动作时保持不动,头尽量抬高,双肩尽量放松。

臀部与大腿垂直于地面。

抬头动作时张嘴吸气,吐气尽量慢一点。

(三) 益处

(1) 增强头、颈、大腿肌肉力量和呼吸系统功能,伸展背部肌肉群,有美背作用。

(2) 此动作促进面部、头部的血液循环,有美颈、改善脱发作用。

(3) 减轻坐骨神经痛,刺激胃肠蠕动,促进消化。

四、眼镜蛇式

(一) 动作(见图 4-81)

接上一动作,两腿并拢,双手撑在胸两侧。

吸气,双臂推地,微微弯曲双肘夹在腰两侧,抬头、挺胸、肩下沉,身体向后拉伸。

吐气,动作保持,呼吸 5 次。

最后一个吐气,头、身体放松。

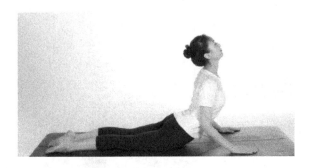

图 4-81　眼镜蛇式

（二）注意

尽量用后背、腰发力抬高上体，两腿保持贴紧地面。

将尾骨压向耻骨，紧贴地面。

抬头动作时张嘴吸气，吐气尽量慢一点。

（三）益处

（1）增强手臂、腰、背部力量和颈部、脊柱的灵活度。

（2）提升前胸、腹部的拉伸度和腰、背部的柔韧度。

（3）促进背部血液循环，消除背部的僵硬紧张。

（4）预防胸部下垂，紧实胸部，消除胸部多余脂肪。

五、上伸腿式

（一）动作（见图 4-82）

平躺，双臂放在臀部两侧，双腿并拢伸直。

吸气，抬起双腿垂直于地面，吐气，保持。

吸气，勾脚，吐气，绷脚。重复动作 8—10 次。

最后一个吐气，身体带腿缓缓向下。

（二）注意

双肩、手臂支撑地面，臀部用力向上拉伸脊柱。

保持呼吸均匀平稳，逐渐延长吸气和吐气的时间。

（三）益处

（1）放松腿部，提升腿部血液倒流速度，缓解腿部肿胀和静脉曲张。

（2）加速身体血液回流，刺激脊柱血液循环，对治疗头痛、痔疮及糖尿病有一定效果。

六、半箭式（右）

（一）动作（见图 4-83）

左侧卧，两腿并拢伸直，左臂屈肘撑地面，指尖朝前，保持肘、臀、腿在一条直线上。

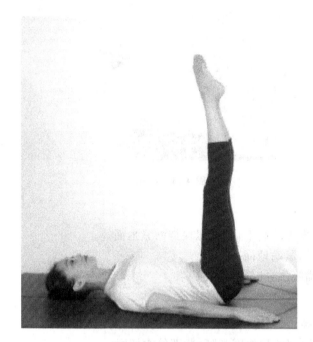

图 4-82　上伸腿式

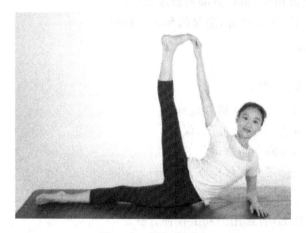

图 4-83　半箭式（右）

吸气，右手抓右大脚趾。

吐气，右腿向上伸直（或到最大限度）。

动作保持，呼吸 5 次。

最后一个吐气，腿放下。

（二）注意

伸腿时，背部挺直，不能驼背、撅臀。

保持左肘、左腿外侧支撑地面。

保持呼吸均匀平稳,逐渐延长吸气和吐气的时间。

（三）益处

（1）放松两髋,提升身体平衡性。

（2）拉伸腿部、手臂肌肉。

（3）加速血液循环,刺激内脏器官。

七、半箭式（左）

动作同上,换腿（见图 4-84）。

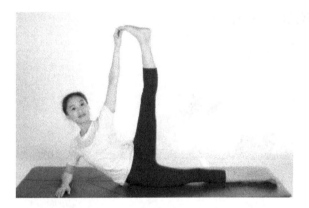

图 4-84　半箭式（左）

八、抱膝压腹式（右）

（一）动作（见图 4-85）

平躺,双腿并拢伸直。

吸气,双手抱右腿到胸前,低头,下巴找膝关节。

吐气,保持动作,呼吸 5 次。

最后一个吐气,腿缓缓放下。

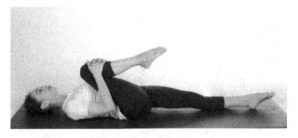

图 4-85　抱膝压腹式（右）

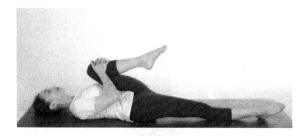

（二）注意

抱腿时，另一腿尽量贴紧地面。

保持呼吸均匀平稳，逐渐延长吸气和吐气的时间。

（三）益处

（1）拉伸腿部肌肉，缓解腿部肿胀和静脉曲张。

（2）放松颈、背部肌肉，缓解腹胀气，对便秘有一定疗效。

九、抱膝压腹式（左）

动作同上，换腿（见图 4-86）。

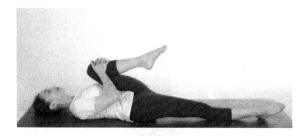

图 4-86　抱膝压腹式（左）

十、仰卧扭转式（右）

（一）动作（见图 4-87）

平躺，双臂打开，指尖向两侧伸展，掌心向下。

吸气，屈膝向胸部靠近。

吐气，双腿向右侧扭动，右腿外侧平放在地板上。

吸气，头部转向左侧，感受脊柱扭转，目光看向左手。

动作保持，呼吸 5 次。

结束时吸气，收腿，上身回到正中位。

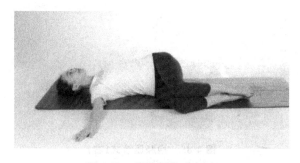

图 4-87　仰卧扭转式（右）

（二）注意

双腿尽量贴紧不要分开,腿随呼吸放松向下。

保持呼吸均匀平稳,逐渐延长吸气和吐气的时间。

（三）益处

（1）放松颈、腰、背、臀部,缓解疲劳及紧张情绪。

（2）提升胃肠壁蠕动,对便秘有一定疗效。

十一、仰卧扭转式（左）

动作同上,换方向（见图4-88）。

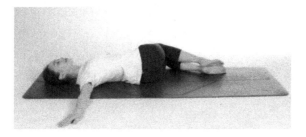

图4-88　仰卧扭转式（左）

十二、摊尸式放松

（一）动作（见图4-89）

仰卧在垫子上,伸直双腿,身体平贴地面。

双腿和双臂向两侧展开。双臂与身体约呈45度角,掌心翻转向上。

下巴回收,使颈部后侧保持延展;不要耸肩,使双肩远离耳朵。保持呼吸顺畅,胸腔打开。

闭上双眼,尽情享受这一放松体式所带来的愉悦感,让身体恢复元气,感受练习的成果。

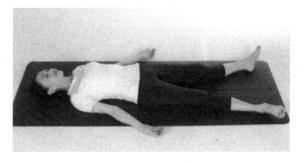

图4-89　摊尸式放松

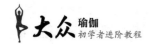
（二）注意

为了更好地释放体内的紧张感，由上自下放松每一块肌肉，感受每一个放松的部位正渐渐地向下沉，你的身体不再承载任何压力。

要细心观察那些放松不下来的部位，有意识地通过均匀的呼吸，引导这些部位获得完全的放松。

5分钟左右为宜。

（三）益处

你可以想象自己正置身于一片碧绿的原野或者金黄色的海滩，这非常有利于放松你的身心，令大脑处于冥想状态。

第五章

单人瑜伽

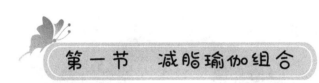

第一节　减脂瑜伽组合

一、初级减脂瑜伽组合

健康是一切幸福的来源,健康的体魄会给你带来生活和工作的幸福感,让你有更多的精力去享受生活和工作。无论是男人还是女人都能通过瑜伽的练习让自己变得优雅有气质,身姿挺拔。

初级减脂瑜伽练习主要是通过伴随呼吸的伸展动作,连贯流畅的一整套体式练习,打开身体关节,拉伸骨骼肌肉,提高身体的灵活度,保持青春活力,对消除紧张、放松身心、缓解压力、改善失眠有一定疗效。

本套路组合适合刚练习瑜伽的朋友,一套动作的时长为 15—20 分钟,动作的次数与呼吸次数都是最少运动量。建议练习前先做热身,让身体预热打开,再进行此组合练习,效果更好,要注意自己身体的承受力,循序渐进、量力而行,当身体能力提升后,可在每个动作的基础上增加保持时间,以增强锻炼效果。

注意遵照每个动作的练习方法进行,避免受伤。动作练习时保持呼吸均匀平稳,逐渐延长吸气和吐气的时间。

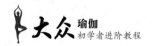
（一）散盘坐调息

⭐ **1. 动作（见图 5-1）**

让臀部压实地面，挺直腰背。让大拇指和食指轻触，双手呈智慧手印，放于双侧膝盖上，进入散盘坐姿。

双唇微闭，用鼻子呼吸。吸气时感觉气息经由鼻腔和喉咙进入肺部底部，扩张肺部以吸入更多的氧气，充满肺部后迫使横膈膜下沉，腹部向外扩张；吐气时腹部向内收缩，将体内的浊气完全呼出。

一般调息 2—3 分钟。

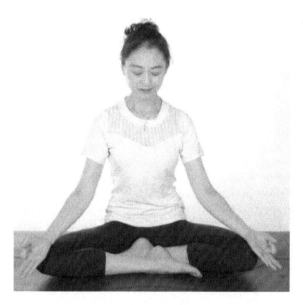

图 5-1　散盘坐调息

⭐ **2. 注意**

呼吸的过程中胸腔尽量保持不动；感受腹部仿佛一个皮球，伴随着气息隆起和下陷。

⭐ **3. 益处**

（1）通过呼与吸，供给头部和血液足够的氧气，将体内的浊气排出。

（2）增强两膝和两踝的柔韧性和灵活性，缓解关节疼痛和僵硬。

（二）脊柱扭转（右）

⭐ **1. 动作（见图 5-2）**

左腿盘腿前屈，左脚贴在右臀边，右腿屈膝，右脚踩在左大腿外侧。

吸气，双臂向上抬起，与肩同高；吐气，向右扭转上体。左手放在右大腿外侧，右手置于身后臀部不远处。

目光看向右肩处。

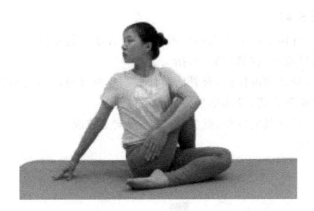

图 5-2 脊柱扭转（右）

动作保持,呼吸 5—8 次。

结束时吸气,伸展下脊椎,使背部直立,身体恢复正中位。

⭐ 2. 注意

右膝尽量直立向上。

肩膀向下放松,身体坐直、伸展,不要耸肩、驼背。

⭐ 3. 益处

(1) 提升颈、胸、腰部的灵活度。

(2) 缓解颈、背部的僵硬、疼痛和紧张感,对久坐工作人群有明显效果。

（三）脊柱扭转（左）

动作同上,换方向练习（见图 5-3）。

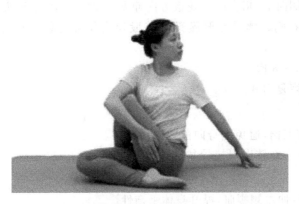

图 5-3 脊柱扭转（左）

（四）金刚坐脊柱卷动

⭐ **1. 动作（见图5-4）**

由金刚坐开始。身体平衡地坐在脚后跟上，双臂置于大腿外侧。

吸气，脊柱向后呈弧形，收紧肩胛骨，抬头。

吐气，提胸向下，身体向前拉伸，坐骨向后伸展。弯曲双肘，手背、小臂放松后放于地面，下巴上抬，前胸尽量贴近大腿，身体尽量拉到水平位。

吸气，腹部内卷，后背肌肉放松，低头，脊柱慢慢向上拉起。

动作重复8—12次。

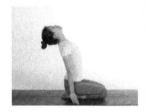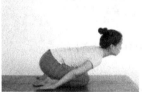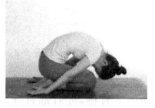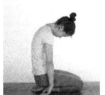

图5-4　金刚柱脊柱卷动

⭐ **2. 注意**

弯曲脊柱时尽量不要使臀部离开脚后跟。

有意识地下沉双肩，达到放松斜方肌的目的。

⭐ **3. 益处**

（1）提升颈、胸、腰、脊柱的灵活度。

（2）缓解颈、背、腰部的僵硬、疼痛和紧张感，对久坐工作人群有明显效果。

（五）风吹树式（右）

⭐ **1. 动作（见图5-5）**

从山式站立开始，脚尖、两腿并拢。

吸气，双臂由两侧向上，指尖向天花板方向伸展。双掌合十，置于头顶上方。

吐气，身体倾向右侧。感受左侧腰部有一股拉力拉伸身体。双臂尽量伸展以拉长上半身。

动作保持，呼吸5—8次。

最后一个吐气，恢复山式站立。

⭐ **2. 注意**

收紧腹部和臀部肌肉，避免上身向前或向后倾斜。

有意识地将髋部向左转以保持骨盆始终朝前。

⭐ **3. 益处**

（1）伸展脊柱，拉伸左侧腰肌，提升身体平衡性。

（2）缓解背、腰部的僵硬、疼痛和紧张感，对久坐工作人群有明显效果。

（六）风吹树式（左）

动作同上，换方向练习（见图5-6）。

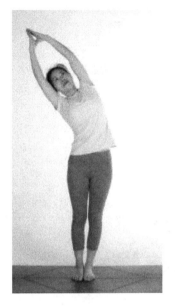 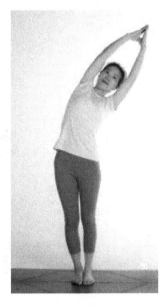

图 5-5　风吹树式（右）　　　　　　　图 5-6　风吹树式（左）

（七）动态幻椅式

⭐ **1. 动作（见图 5-7）**

站姿，双脚分开与肩同宽，脚尖朝前。

吸气，双臂抬起到胸前，向前伸展的同时向下蹲，臀部后伸，下至大腿与地面平行。

吐气，恢复站姿。

动作重复 12—20 次。

⭐ **2. 注意**

下蹲时，臀部尽量向后伸展，仿佛向后坐在一个椅子上，后背尽量向上挺直，抬头平视前方。

下蹲时，膝关节同脚尖方向，弯曲时不可超过脚尖。

缓慢地进行这个动作，使动作和呼吸同步完成。

⭐ **3. 益处**

（1）增强腰、腿、膝踝关节肌肉力量，提升身体平衡性。

（2）可消除腰、腹、腿部的多余脂肪，还有提臀、美背作用。

（八）分腿头触膝式（右）

⭐ **1. 动作（见图 5-8）**

站姿，双脚分开至 2 个肩宽，右脚尖向右打开 90 度，左脚尖向右转 45 度。

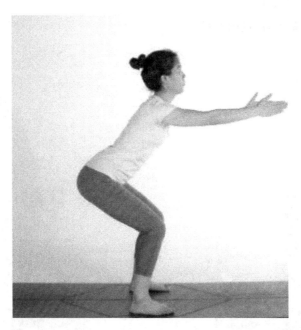

图 5-7　动态幻椅式

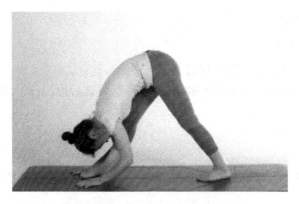

图 5-8　分腿头触膝式(右)

吸气,打开肩胛骨,后背伸展,抬头。

吐气,上身向右腿靠紧,双手放置右脚两侧,前额找右膝(或到承受的最大限度)。

动作保持,呼吸 5—8 次。

吸气,身体慢慢直立起来。

2. 注意

两腿尽量伸直,不要弯曲。

后背、双臂尽量放松,身体同右脚尖一个方向。

3. 益处

(1) 增强腿、膝关节肌肉力量,提升身体平衡性。

(2) 拉伸后背、臀部肌肉,可消除腰、腹、臀、腿部的多余脂肪。

(九) 分腿头触膝式(左)

动作同上,换方向练习(见图 5-9)。

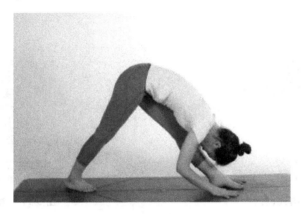

图 5-9 分腿头触膝式(左)

(十) 树式(右)

1. 动作(见图 5-10)

从山式开始。重心稍移至右脚,左手抓左脚踝。将左脚脚后跟贴放在右大腿内侧,左腿膝盖向左,脚趾向下。

吸气,双臂由两侧拉起到耳旁,双手在头顶上方合十,拉伸脊柱。

吐气,肩膀向下沉。目光凝视前方,集中注意力。

动作保持,呼吸 5—8 次。

2. 注意

初学者可以把脚贴在小腿内侧,脚尽量只是贴在腿上而不是用力踩在上面,更不可以踩在膝关节上,以免对膝关节等造成损伤。

学会用脚抓实地面,使腿部肌肉得到充分锻炼。手臂向上平衡不容易控制时,可以双手合掌在胸前。

保证髋部不要转动,始终朝前。

3. 益处

(1) 增强腰、背、腿、膝踝关节肌肉力量,改善体态,提升平衡力。

(2) 可消除腰、腿部多余脂肪。

(十一) 树式(左)

动作同上,换腿练习(见图 5-11)。

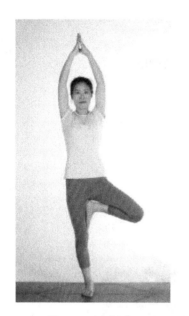

图 5-10　树式（右）

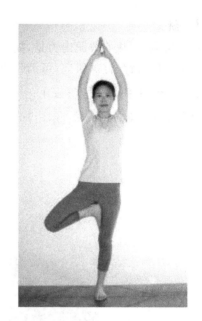

图 5-11　树式（左）

（十二）战斗二式（右）

⭐ **1. 动作（见图 5-12）**

双脚分开 2—3 个肩宽，右脚打开 90 度，左脚内收朝前，两脚脚后跟在同一条直线上。

吸气，双臂向上与肩同高，掌心朝下。

吐气，右膝向右侧弯曲成弓步，右大腿尽量与地面平行。

动作保持，呼吸 3—5 次。

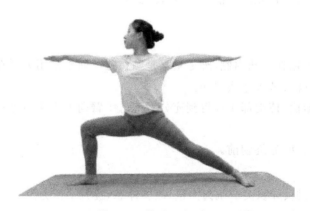

图 5-12　战斗二式（右）

⭐ **2. 注意**

双臂向两侧无限延伸，放松颈部和腰部。

髋部左侧向上,保持骨盆向前。

3．益处

（1）增强肩、腿、膝踝关节肌肉力量,提升身体平衡性。

（2）可消除臀、腿部的多余脂肪。

（十三）屈膝下犬式

1．动作（见图 5-13）

接上一动作,双手放在右脚两侧,吸气,右脚收回与左脚并拢,双臂推地,伸展整个后背,尾骨向天花板上方顶起。

吐气,低头,屈膝,抬起脚跟,脚尖踩实地面,小腹紧贴大腿。

重心在手臂和腿中间,感受重力从双臂转移至双腿。

动作保持,呼吸 5—8 次。

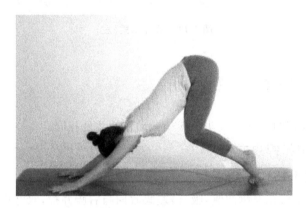

图 5-13　屈膝下犬式

2．注意

双腿夹紧,不要驼背。

推地时减少手腕受力,尽量使用双臂的力量。

低头时下巴收紧贴前胸,双肩找双膝。

3．益处

（1）增强手臂、肩、腿、膝踝关节肌肉力量,提升身体平衡性。

（2）治疗肩周炎、驼背,可消除手臂、背、腿部多余脂肪。

（3）此动作逐步让血液流向头部,让脑部慢慢适应增大的血压。

（4）倒立动作对面部肌肉提升有好处。

（十四）战斗二式（左）

1．动作（见图 5-14）

接上一动作,吸气,左脚向前踩到两手之间,身体起来转向正面,左脚打开 90 度,右脚内收朝前。

吐气,双臂从两侧打开,左膝向左侧弯曲成弓步,左大腿尽量与地面平行。

动作保持,呼吸 3—5 次。

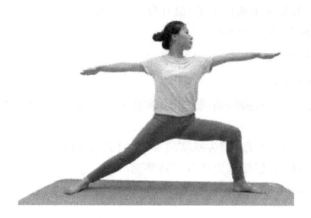

图 5-14　战斗二式(左)

⭐ 2. 注意

需注意要点与战斗二式(右)动作的相同。

⭐ 3. 益处

战斗二式(左)动作的益处与战斗二式(右)动作的益处相同。

（十五）十指相扣蝗虫式

⭐ 1. 动作(见图 5-15)

接上一动作,双手放在左脚两侧,吸气,左脚收回与右脚并拢,双臂推地,伸展整个后背。

吐气,屈肘,俯卧,下巴着地,十指于背后相扣。

吸气,双臂向后拉伸,抬起下巴。向上抬腿至极限,上体向上伸展。

吐气,动作保持,呼吸 5—8 次。

最后一个吐气,身体缓缓向下放松。

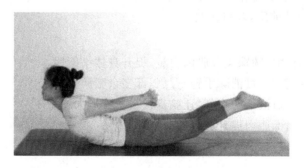

图 5-15　十指相扣蝗虫式

2. 注意

颈、后背、腰用力抬高上体,臀大肌用力抬高双腿,头、脚翘起。

收紧臀部肌肉,将尾骨压向耻骨。

腹部、髂骨和耻骨应紧贴地面。

双臂尽量向脚的方向延伸。

抬头动作时张嘴吸气,延长吐气时间。

3. 益处

(1) 增强腰、背、大腿前后肌群力量,提升身体平衡性。

(2) 刺激内脏器官,可消除腰、背、臀、腿部的多余脂肪。

(十六) 静态桥式

1. 动作(见图 5-16)

平躺,屈膝,双脚分开与臀部同宽。

吸气,耻骨向上抬至极限,收腹夹臀。

吐气,保持动作。

呼吸 5—8 次。

最后一个吐气,臀部带脊柱缓缓向下。

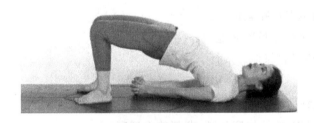

图 5-16　静态桥式

2. 注意

双脚尽量靠近臀部,双手尽量靠近脚跟。

向下还原时动作尽量舒缓,避免伤害脊柱。

女性经期避免此动作练习。

3. 益处

(1) 增强腰、背、臀、大腿前后肌群力量。

(2) 可消除腰、背、臀、腿部的多余脂肪。

(3) 强壮后背神经系统和心肺功能,促进胃肠蠕动,改善消化功能。

(4) 刺激骨盆,提肛,改善排泄系统功能,有助于消除泌尿功能失调和缓解坐骨神经痛。

(5) 促进血液流入背部和腹部,调节月经周期不规律现象。

（十七）眼镜蛇扭转式（右）

⭐ **1. 动作（见图 5-17）**

俯卧，两腿并拢，双手撑在地面上。

吸气，双臂推地，微微弯曲双肘夹在腰两侧，抬头，身体向后拉伸。

吐气，保持双手手掌撑地，头向右后方转。

动作保持，呼吸 3—5 次。

最后一个吐气，身体转回。

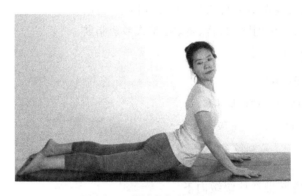

图 5-17　眼镜蛇扭转式（右）

⭐ **2. 注意**

抬高上体时，两腿保持贴紧地面。

将尾骨向下压，耻骨尽量紧贴地面。

身体转动时保持双肩与地面平行。

⭐ **3. 益处**

（1）增强颈部、脊柱的灵活性和手臂、腰、背部的肌肉力量。

（2）加强前胸、腹部的拉伸度和腰、背部的柔韧度。

（3）强化背部神经系统，消除背部的僵硬、紧张感。

（4）预防胸部下垂，紧实胸部，消除胸部多余脂肪。

（十八）眼镜蛇扭转式（左）

动作同上，换方向练习（见图 5-18）。

（十九）叩首式

⭐ **1. 动作（见图 5-19）**

接上一动作，双手撑地面推身体，坐在脚后跟上，双腿并拢。

吸气，收紧肩胛骨，抬头。

吐气，向前屈体，手背放松放于地面，头顶触地，将坐骨向上抬直至大腿与地面垂直。

动作保持，呼吸 3—5 次。

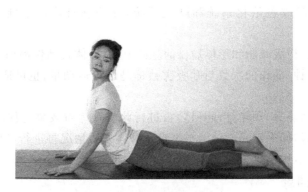

图 5-18　眼镜蛇扭转式（左）

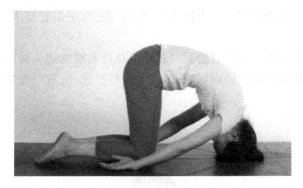

图 5-19　叩首式

最后一个吐气，坐回到脚后跟上，上体稍作放松。

此姿势为头倒立做准备，它的效果和头倒立相似，但程度较轻。

⭐ 2. 注意

双肘夹住身体，避免向两侧打开。

后背用力，不要塌腰，以减轻膝关节负重，头、颈、双腿、后背、臀部均匀平衡力量。

肩、颈、头部及膝关节有疾患者可以跳过此动作。

⭐ 3. 益处

（1）增强头、颈、大腿肌肉力量，伸展背部肌肉群。

（2）此动作逐步让血液流向头部，让脑部慢慢适应增大的血压。

（3）倒立动作对面部肌肉提升有好处。

🪷 二、中级减脂瑜伽组合

当瑜伽慢慢成为你生活中的一种习惯后，每天抽出 1 个小时练习瑜伽，不仅能缓解一天的压力，让心情舒畅，你还会发现自己会越来越健康，身体的一些疾病也会得到治愈，身体健康了自然幸福感也强了。

中级减脂瑜伽动作加强了按摩和强化身体各部器官的练习，以更好地提高身体机能，在

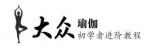

刺激神经系统的同时改善消化系统和呼吸系统,在调理身体的基础上缓解和消除慢性疾病。

中级减脂瑜伽在初级减脂和形体瑜伽的基础上,每个体式动作都加大了难度,一套动作的时长为 15—20 分钟,动作的次数与呼吸次数都是最少运动量,也可适当增加练习次数来达到锻炼目的。

建议练习前先做热身,预热打开身体,再进行此组合练习效果更佳,在熟练掌握初级套路后再进行中级练习,如果需要尝试请根据自身身体素质情况再进行,以免受伤。动作练习时保持呼吸均匀平稳,逐渐延长吸气和吐气的时间。

（一）至善坐调息

⭐ **1. 动作(见图 5-20)**

让臀部压实地面,挺直腰背。让大拇指和食指轻触,双手呈智慧手印,放于双侧膝盖上,进入至善坐姿。

双唇微闭,用鼻子呼吸。吸气时感觉气息经由鼻腔和喉咙进入肺部底部,扩张肺部以吸入更多的氧气,充满肺部后迫使横膈膜下沉,腹部向外扩张;吐气时腹部向内收缩,将体内的浊气完全呼出。

一般调息 2—3 分钟。

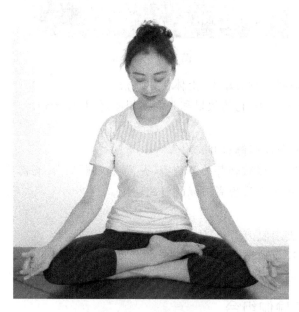

图 5-20　至善坐调息

⭐ **2. 注意**

呼吸的过程中胸腔尽量保持不动;感受腹部仿佛一个皮球,伴随着气息隆起和下陷。

3. 益处

（1）通过呼与吸,供给头部和血液足够的氧气,将体内的浊气排出。

（2）通过深层次的呼吸调节,刺激到内脏器官,控制意识。

（3）防止和消除两膝和两踝的僵硬,通过补养,增强脊椎下半段和腹部器官功能。

（二）单腿脊柱扭转式（右）

1. 动作（见图5-21）

坐姿,左腿伸直,右脚踩在左大腿外侧,右膝朝上。

吸气,双臂向上抬起,与肩同高。

吐气,向右扭转上体。左前臂放在右大腿外侧,右手置于身后臀部不远处。

右肩向后打开,同时头平行转向右后侧。

动作保持,呼吸3—5次。

结束时吸气,伸展一下脊椎,使背部直立,身体恢复正中位。

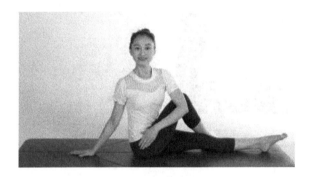

图5-21　单腿脊柱扭转式（右）

2. 注意

右膝一定朝上。

肩膀向下放松,身体坐直、伸展,不要耸肩、驼背。

3. 益处

（1）提升颈、胸、腰部的灵活度。

（2）缓解颈、背部的僵硬、疼痛和紧张感,对久坐工作人群有明显效果。

（3）预防驼背、脊柱关节错位,缓解腰部风湿痛等。

（4）按摩腹部器官,促进消化与排泄。

（5）增强胰脏活动,有助于治疗糖尿病。

（三）单腿脊柱扭转式（左）

动作同上,换腿练习。

（四）兔式

1. 动作（见图 5-22）

金刚坐，坐在脚后跟上，双腿并拢，双手十指交握或合掌。

吸气，收紧肩胛骨，抬头。

吐气，向前屈体，臀部离开脚后跟，头顶触地，双臂从身后向前方拉伸。

动作保持，呼吸 3—5 次。

最后一个吐气，坐回到脚后跟上，上体稍作放松。

此姿势为头倒立做准备，它的效果和头倒立相似，但程度较轻。

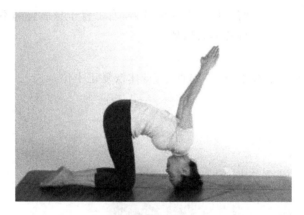

图 5-22　兔式

2. 注意

头顶触地时将臀部向上抬起，后背用力，不要塌腰，大腿尽量与地面垂直，以减轻膝关节的负重。

头、颈、双腿、后背、臀部均匀平衡力量。

肩、颈、头部及膝关节有疾患者可以跳过此动作。

3. 益处

（1）增强头、颈、大腿肌肉力量，伸展背部肌肉群。

（2）此动作逐步让血液流向头部，刺激头部的血液循环，改善脱发。

（3）倒立动作对面部肌肉提升有好处。

（五）顶礼式

1. 动作（见图 5-23）

接上一动作，脚尖勾起，双手推地，膝关节伸直，慢慢直立身体。

站姿，双脚分开 2—3 个肩宽，脚尖朝前。

吸气，两臂从两侧拉起到体侧，收紧肩胛骨，双手在身后成祈祷式，指尖指向头顶方向。

吐气，上体向下拉伸，低头，下巴贴前胸，头顶朝下。

动作保持，呼吸 5—8 次。

结束时吸气,双手先从身后放到地面上,再慢慢抬起身体,以免起身太快造成头晕。

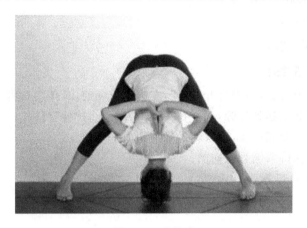

图 5-23 顶礼式

2. 注意

身体放松向下,两腿尽量伸直。

后背尽量伸展开,不要驼背,双手贴在脊柱上尽量向头上方靠。

3. 益处

(1) 增强腰、背、腿部肌肉力量和上身躯干及头部的血液供应,提升身体平衡性。

(2) 可消除腰、腹、腿部的多余脂肪,还有提臀、美背作用。

(3) 强壮后背神经系统功能,改善消化和排泄系统功能,并有利于缓解肠胃疾病。

(4) 对做头倒立和其他倒立姿势有困难的人来说,可练习此姿势。

(六) 半莲花前屈平衡(右)

1. 动作(见图 5-24)

站姿,脚尖朝前,右手抓左脚放到右大腿根处。

吸气,双臂向前抬起到水平,屈膝,臀部微微向后坐。

吐气,抬头挺胸。

动作保持,呼吸 3—5 次。

结束时腿慢慢放下,再慢慢直立起身体。

2. 注意

后背尽量伸展开,不要驼背,保持平衡。

3. 益处

(1) 增强腰、背、腿、腹部及膝踝关节肌肉力量,提升身体平衡性。

(2) 促进血液循环,提高心肺功能,让血液充分流向内脏和腺体,保持身体健康。

(3) 可消除腰、腹、腿部的多余脂肪,还有提臀、美背作用。

(4) 按摩腹部器官,改善便秘,缓解坐骨神经痛。提高注意力、决断力。

（七）半莲花前屈平衡（左）

动作同上，换腿练习。

（八）战士一式（右）

⭐ **1. 动作**（见图 5-25）

双脚分开 2—3 个肩宽，右脚打开 90 度，左脚内收朝前，身体朝右脚尖方向。

吸气，双臂由两侧抬起到耳旁，双手在头顶上方合十，拉伸脊柱。

吐气，右膝向前弯曲成弓步，右大腿尽量与地面平行。

髋部左侧向前，保持两侧骨盆向前。

动作保持，呼吸 3—5 次。

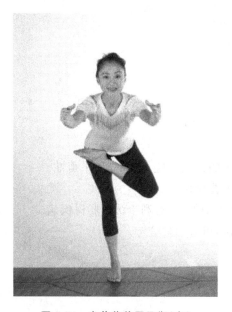

图 5-24　半莲花前屈平衡（右）

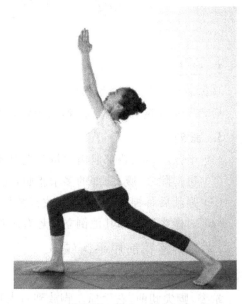

图 5-25　战士一式（右）

⭐ **2. 注意**

右膝不超过脚尖，与脚后跟垂直于地面。

双臂向上伸时不要耸肩，收紧核心。

⭐ **3. 益处**

（1）增强肩、腿、膝踝关节肌肉力量，提升身体平衡性。

（2）可消除腰、腿部的多余脂肪。

（九）侧三角式伸展式（右）

⭐ **1. 动作**（见图 5-26）

接上一动作，膝盖伸直恢复站立。

吸气，身体转向正前方，双臂从两侧打开与肩同高，掌心朝下，左脚脚后跟落下，脚尖朝前。

　　吐气,右膝向右侧弯曲,将右肘放在右侧大腿上靠近膝盖的位置,伸左臂向右侧拉伸,转头看左手。

　　髋部左侧向上,保持骨盆向前。

　　动作保持,呼吸 3—5 次。

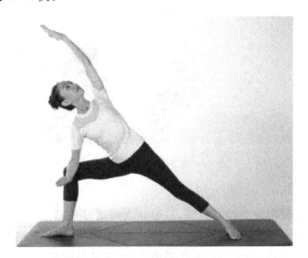

图 5-26　侧三角式伸展式(右)

⭐ **2. 注意**

　　左脚踩实地面,充分拉伸左侧身体,重心放在双脚之间的位置。

　　右膝不超过脚尖与脚后跟,垂直于地面,避免右肩耸肩。

⭐ **3. 益处**

　　(1) 增强腰、背、腿、膝关节肌肉力量,提升身体平衡性。

　　(2) 可消除腰、腿部的多余脂肪。

　　(3) 强壮神经系统功能,促进消化。

(十) 战士一式(左)

　　动作同战士一式(右),换方向练习。

(十一) 侧三角式侧伸展(左)

　　动作同侧三角式侧伸展(右),换方向练习。

(十二) 弓式

⭐ **1. 动作(见图 5-27)**

　　接上一动作,双手放在左脚两侧,吸气,左脚收回与右脚并拢,双臂推地,伸展整个后背。

　　吐气,屈肘,俯卧,下巴着地,弯曲双膝,将小腿尽量收到臀部,双手向后抓住双脚踝。

　　吸气,头、颈、腰、背、臀部用力,双臂带动腿部向上抬离地面。

吐气,抬起下巴,上体向上伸展,脚尖向上延伸,抬腿至极限。

动作保持,呼吸 5—8 次。

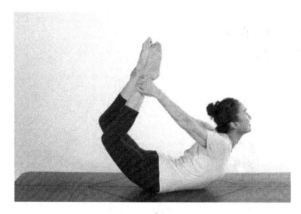

图 5-27　弓式

2．注意

臀大肌、大腿前后肌群发力抬高双腿,尽量让大腿离开地面。

收紧臀部肌肉,腹部、髂骨和耻骨应保持紧贴地面,不要往一侧倾斜。

正手抓脚踝,不要反手,抬头动作时张嘴吸气,延长吐气时间。

患有脊柱关节错位、严重脊椎病的人不建议此练习。

3．益处

（1）增强腰、背、大腿前后肌群力量,提升身体平衡性。

（2）可消除腰、背、臀、腿部的多余脂肪。

（十三）云雀式（左）

1．动作（见图 5-28）

接上一动作,双手放在胸两侧,吸气,双手推身体,屈左腿放至地面。

吐气,臀部坐下,右腿向后伸直,伸展整个后背。

吸气,双臂从两侧打开,向身后到最大限度,抬头,收紧肩胛骨,后背向后拉伸到最大限度。

吐气,动作保持,呼吸 5—8 次。

2．注意

右腿尽量伸直,如伸不直可稍微弯曲。

双肩放下,不要耸肩,收紧腰腹。

3．益处

（1）增强颈、手臂、腰、背、腿部及膝关节肌肉力量,提升身体平衡性。

（2）可消除手臂、腰、背、腿部的多余脂肪。

（3）强壮后背神经系统和心肺系统功能。

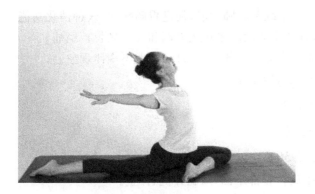

图 5-28　云雀式(左)

（十四）云雀式(右)

动作同上,换腿练习。

（十五）单腿拱桥式(左)

⭐ **1. 动作(见图 5-29)**

平躺,屈腿,双腿并拢并靠近臀部。

吸气,臀部向上抬至极限,收腹,将左腿抬起、伸直。

吐气,保持动作,呼吸 5—8 次。

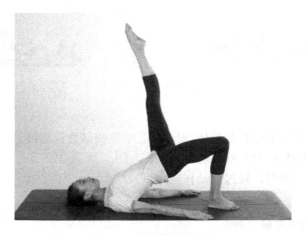

图 5-29　单腿拱桥式(左)

⭐ **2. 注意**

双脚一定要并拢并尽量靠近臀部,再抬起一条腿,双手尽量靠近脚跟。

向下还原时动作尽量舒缓,避免伤害脊柱。

⭐ **3. 益处**

（1）增强腰、背、臀部及大腿前后肌群力量。

（2）可消除腰、背、臀、腿部的多余脂肪,还有提臀、美背作用。

（3）强壮后背神经系统和心肺功能，促进胃肠蠕动，改善消化功能。

（4）刺激骨盆，有助于消除泌尿功能失调和改善坐骨神经痛。

（5）促进血液流入背部和腹部，调节月经周期不规律现象。

（十六）单腿拱桥式（右）

动作同上，换腿练习。

（十七）伸展鱼式

★ 1. 动作（见图 5-30）

平躺，屈肘，双手放在臀部下面，双腿并拢、伸直。

吸气，小臂撑于地面，抬头，头顶地面，胸向天花板上方顶起。

吐气，保持动作。

吸气，手臂从两侧拉起，到天花板上方合掌，再慢慢放在头顶上方。

吐气，保持动作。也可以双肘支撑地面，双腿抬离地面。

呼吸 5—8 次。

最后一个吐气，双臂先回到上方，再从两侧打开放下，屈肘，撑地面，最后低头带脊柱缓缓向下。

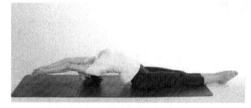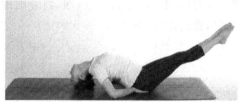

图 5-30　伸展鱼式

★ 2. 注意

尽量用腰部、背部的力量顶起身体，而不能完全靠颈部力量支撑。

抬头动作时张嘴吸气，延长吐气时间。

颈部、头部有疾患者可以跳过此动作。

★ 3. 益处

（1）增强腰背肌肉力量，健胸。

（2）可消除腰、腹、背部的多余脂肪，治疗驼背。

（3）强壮后背神经系统和心肺功能。

（4）此动作逐步让血液流向头部，让脑部慢慢适应增大的血压。

（5）倒立动作对面部肌肉提升有好处。

（十八）单腿犁式（右）

★ 1. 动作（见图 5-31）

吸气，抬起双腿，让腰部离开地面，将脚朝头上方慢慢放在垫子上。

吐气,保持动作。

吸气,将右腿慢慢抬起至上方。

吐气,保持动作,呼吸5—8次。

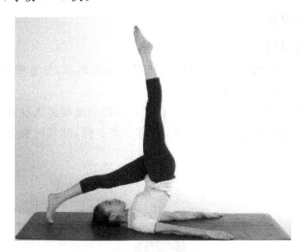

图 5-31   单腿犁式(右)

2. 注意

双肩、手臂支撑地面,臀部用力向上拉伸脊柱(也可双手支撑腰上)。

颈部、头部有疾患者可以跳过此动作。

此姿势为肩倒立做准备,但程度较轻。

此姿势高血压人群、女性生理期应避免。

3. 益处

(1) 增强腰、背、腹部肌肉力量。

(2) 可消除腰、腹、背部的多余脂肪,还有提臀、美背作用。

(3) 强壮后背神经系统和心肺功能。

(4) 此动作逐步让血液流向头部,让脑部慢慢适应增大的血压。

(5) 刺激脊神经和肠胃,消除胃胀气,调节月经不调,对治疗头痛、痔疮及糖尿病有一定效果。

(十九) 单腿犁式(左)

动作同上,换左腿抬起至上方练习。

三、高级减脂瑜伽组合

当进入高级瑜伽练习时,证明它已经对你的生理、心理、情感和精神方面都有了一定的影响力,让你体会到它带给你的生活乐趣。虽然体式较之前更有难度,但是很多动作通过之前循序渐进的练习,做起来也没有想象中那么难,反而你会发现挑战的乐趣。

长期的锻炼,不仅可以增强身体机能,对一些慢性疾病也有一定的作用。

开始此套瑜伽动作前,同样建议先做热身瑜伽,再进行此组合练习,根据自身身体素质情况锻炼,切勿操之过急,以免受伤。动作练习时保持呼吸均匀平稳,逐渐延长吸气和吐气的时间。

（一）全莲花坐调息

⭐ **1. 动作(见图 5-32)**

左脚放在右大腿上,右脚放在左大腿上,让臀部压实地面,挺直腰背。让大拇指和食指轻触,双手呈智慧手印,放于两侧膝盖上。

双唇微闭,用鼻子呼吸。吸气时感觉气息经由鼻腔和喉咙进入肺部底部,扩张肺部以吸入更多的氧气,充满肺部后迫使横膈膜下沉,腹部向外扩张;吐气时腹部向内收缩,将体内的浊气完全呼出。

调息 3—5 分钟。

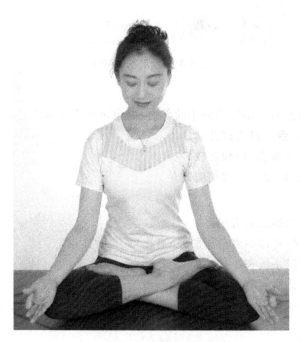

图 5-32　全莲花坐调息

⭐ **2. 注意**

呼吸的过程中胸腔尽量保持不动;感受腹部仿佛一个皮球,伴随着气息隆起和下陷。

必须经过前期半莲花坐习惯后再慢慢进入全莲花坐,如感觉膝关节不适可采用半莲花坐。

⭐ **3. 益处**

（1）有助于放松双踝、两膝和两腿肌肉。

（2）刺激骨盆,有助于改善泌尿功能失调和缓解坐骨神经痛。

（3）可防止膝盖脱臼、关节的风湿疼痛。

（二）射手式（左）

⭐ 1. 动作（见图5-33）

分腿坐立,右手抓右脚大拇指（脚踝）,收左腿在胸前,左手抓左脚大拇指。

吸气,左手拉脚趾到左耳旁,左肘关节抬起。

吐气,后背直立,身体向右转身打开,拉伸大腿内侧韧带。

动作保持,呼吸3—5次。

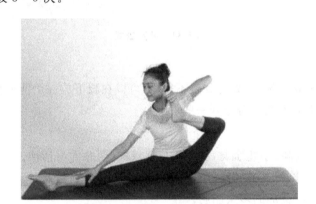

图5-33 射手式（左）

⭐ 2. 注意

右膝一定朝上,不要转胯。

肩膀向下放松,身体坐直、伸展,不要耸肩、驼背。

⭐ 3. 益处

（1）增强手臂、腰、背、腹、腿部及膝踝关节肌肉力量和腿部柔韧性。

（2）促进血液循环,让血液充分流向内脏和腺体,提高心肺功能。

（3）可消除腰、腹、腿部的多余脂肪,预防驼背、轻微脊椎关节错位,缓解腰部风湿痛等。

（4）按摩腹部器官,促进消化与排泄。

（5）增强胰脏活动,有助于治疗糖尿病。

（三）射手式（右）

动作同上,换腿练习。

（四）卧英雄式

⭐ 1. 动作（见图5-34）

英雄坐,屈膝,两脚打开在臀部两侧。

吸气,后背坐直,双手放在脚两旁。

吐气,上身慢慢躺下,手臂由两侧抬起至头顶抱肘。

动作保持，呼吸5—8次。

最后一个吐气，双臂收回到脚旁，双手撑地，上身慢慢坐起。

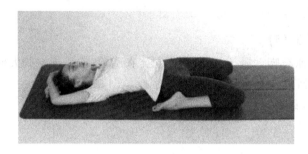

图 5-34　卧英雄式

⭐ 2. 注意

上身躺下时尽量放松腰背，如感到腰不舒服，可以在腰下放一个薄一点的靠垫。

如感觉膝关节不适可把膝盖分开一些。

⭐ 3. 益处

（1）拉伸背部及大腿、小腿肌肉，有助于增强双踝、两膝的灵活性。

（2）刺激骨盆，对坐骨神经痛、关节风湿痛有一定的疗效。

（3）消除大腿、腰、腹部的多余脂肪。

（五）骆驼式

⭐ 1. 动作（见图 5-35）

接上一动作，起身，双脚放到臀部下面，双手抓脚踝。

吸气，抬头，腰背用力向上，髂骨、耻骨向前，臀部夹紧，双手用力撑在脚踝上。

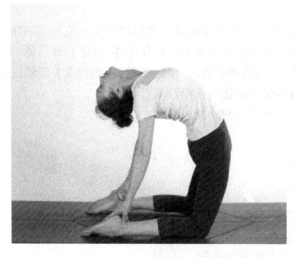

图 5-35　骆驼式

吐气,动作保持,呼吸 3—5 次。

最后一个吐气,低头,臀部带脊柱缓缓坐下。

⭐ **2. 注意**

下腰向上顶起时,大腿与地面垂直。

如果一开始觉得有困难,可以双脚趾勾起着地,减轻手臂、腰的承受力。

抬头动作时张嘴吸气,延长吐气时间。

⭐ **3. 益处**

(1)增强手臂、颈、腰、背、腹、臀部及大腿前后肌群力量和腰的柔韧性。

(2)可消除手臂、腰、背、臀、腿部的多余脂肪,改善体态,提升平衡力。

(3)强壮后背神经系统和心肺功能,促进胃肠蠕动,改善消化功能。

(4)刺激骨盆,有助于改善泌尿功能失调和缓解坐骨神经痛,调节月经周期不规律现象。

(六)头入双腿式

⭐ **1. 动作(见图 5-36)**

接上一动作,双手撑地面慢慢站起,双脚分开 2—3 个肩宽,脚尖朝前。

吸气,两臂从两侧抬起到上方,收紧肩胛骨。

吐气,上体向下拉伸,双手放于地面,低头,下巴贴前胸,头顶轻轻放于地面。

吸气,双臂从两腿中间向后方放下。

吐气,动作保持,呼吸 5—8 次。

结束时吸气,双手先撑地面上,再慢慢抬起身体。

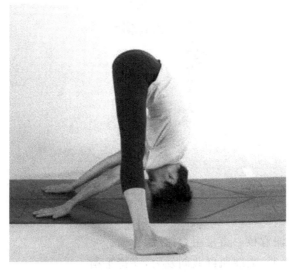

图 5-36　头入双腿式

⭐ 2. 注意

两腿尽量伸直,后背用力伸展,不要驼背。

身体尽量向两腿后方靠,后背用力伸展,不要将身体全部力量放在头部和颈部。

⭐ 3. 益处

(1) 增强腰、背、腿部肌肉力量和腿的柔韧性,以及消化和排泄系统功能。

(2) 可消除腰、腹、腿部的多余脂肪。改善体态平衡,还有提臀、美背作用。

(3) 提升上身躯干及头部的血液供应,刺激腹腔器官,并有助于缓解胃肠疾病。

(4) 伸展盆骨,放松髋关节,调节女性月经期间的不适。

(5) 对做头倒立和其他倒立姿势有困难的人来说,可练习此姿势。

(6) 头向下倒立动作对面部肌肉提升有好处。

(七) 站立头触膝式(右)

⭐ 1. 动作(见图 5-37)

基本站立,左脚尖朝前,抬起右腿靠近胸部,双手抓右脚脚踝。

吸气,双手用力拉右脚至水平位。

吐气,低头,前额靠近右膝,前胸贴紧右大腿,控制好平衡。

动作保持,呼吸 3—5 次。

最后一个吐气,手臂、腿慢慢放下,身体恢复直立。

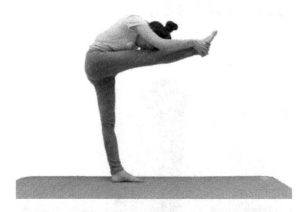

图 5-37 站立头触膝式(右)

⭐ 2. 注意

伸展后背和双腿,注意核心力量用力,控制平衡。

头、颈、腰、背、臀大肌、大腿肌群共同发力,保持平衡。

⭐ 3. 益处

(1) 增强手臂、腰、背、腹、腿部及膝踝关节肌肉力量和腿部柔韧性。

（2）促进血液循环,让血液充分流向内脏和腺体,加强心肺功能,提升平衡力。

（3）可消除腰、腹、腿部的多余脂肪,还有提臀、美背作用。

（4）按摩腹部器官,缓解便秘,改善坐骨神经痛。提高注意力、耐心、决断力。

（八）站立头触膝式（左）

动作同上,换腿练习。

（九）笨拙式

⭐ **1. 动作（见图 5-38）**

站姿,两腿并拢,脚尖朝前。

吸气,双脚脚后跟立起。

吐气,双臂向前伸展的同时向下蹲,臀部后伸靠近脚后跟。

动作保持,呼吸 3—5 次。

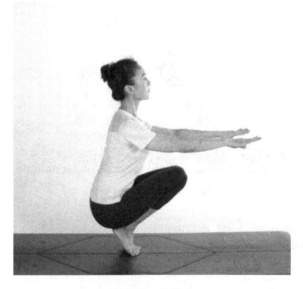

图 5-38　笨拙式

⭐ **2. 注意**

下蹲时,坐骨尽量向后伸展,仿佛坐在小板凳上,后背尽量向上挺直,抬头平视前方。

下蹲时,膝关节同脚尖方向,注意重心在脚趾上,控制平衡。

头、颈、手臂、腰、腹、臀大肌、大腿肌群共同发力,保持平衡。

⭐ **3. 益处**

（1）增强腰、腿、膝关节、踝关节肌肉力量,改善体态,提升平衡能力。

（2）可消除腰、腹、腿部的多余脂肪,还有提臀、美背作用。

（3）促进血液循环,让血液充分流向内脏和腺体,加强心肺功能,改善体态,提升平衡力。

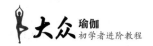

（4）缓解背部疼痛，对缓解腰椎间盘突出有一定的帮助。

（5）按摩腹部器官，缓解便秘，改善坐骨神经痛。

（十）三角扭转（左）

★ 1. 动作（见图 5-39）

双脚分开 2—3 个肩宽，双脚稍向内收，朝前。

吸气，双臂从两侧抬起与肩同高，掌心朝下。

吐气，右臂带身体向左转，右手放左脚外侧，左臂向天花板上方拉伸，转头向后上方看。

动作保持，呼吸 3—5 次。

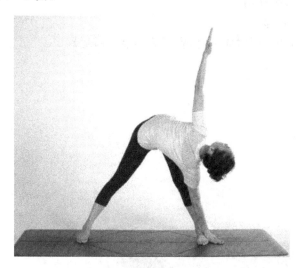

图 5-39　三角扭转（左）

★ 2. 注意

右脚后跟不要随转身离开地面，充分拉伸两侧身体。

不要驼背、耸肩，双臂、双腿保证伸直。

★ 3. 益处

（1）增强头、颈、腰、背、腹部及髋、腿、膝关节肌肉力量和腰、腿部的柔韧性，提升身体平衡性。

（2）促进新鲜的血液流向脊柱，使脊柱灵活，消除腰、腹、腿部的多余脂肪。

（3）按摩腹部器官，缓解便秘。

（十一）三角扭转（右）

动作同上，换方向练习。

（十二）三角胯下拉手式（左）

★ 1. 动作（见图 5-40）

接上一动作，吸气，左脚尖打开 90 度。

吐气,左膝向左侧弯曲,左手从胯下绕到身后,右手从外侧绕到身后与左手拉好,转身向右打开,右腿伸直,后背挺直。

保持平衡,呼吸 3—5 次。

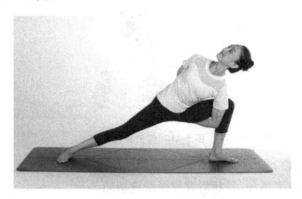

图 5-40 三角胯下拉手式(左)

2. 注意

髋部右侧向上,保持骨盆向前。

双手拉住,不要驼背、耸肩。

3. 益处

(1)增强手臂、腰、背、腹、腿部及膝踝关节肌肉力量和腰、腿、髋部柔韧性。

(2)加强脊柱灵活性,消除腰、腹、腿部的多余脂肪。

(3)有美背、提臀作用,促进身体健康,提升平衡力。

(4)促进血液循环,让血液充分流向内脏和腺体。强壮神经系统,促进消化。

(十三)三角胯下拉手式(右)

动作同上,换方向练习。

(十四)鸽王式(右)

1. 动作(见图 5-41)

接上一动作,双手放在右脚两侧,吸气,双手推身体,屈右腿放至地面于身体前方。

吐气,左腿后屈,抬头下腰,双手抓左脚尖。

动作保持,呼吸 5—8 次。

2. 注意

双肩打开,收紧肩胛骨,左髂骨尽量向下。

不要耸肩,收紧腰腹。

抬头动作时张嘴吸气,延长吐气时间。

3. 益处

(1)增强颈部、手臂、腰、背、腿、膝、踝关节肌肉力量和腰、腿部柔韧性。

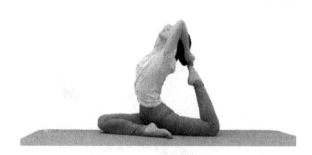

图 5-41　鸽王式（右）

（2）可消除手臂、腰、背、腿部的多余脂肪，改善体态，提升平衡力。

（3）促进脊椎的血液循环，强壮后背神经系统功能。

（4）改善体态，提升平衡力，缓解坐骨神经痛。

（十五）鸽王式（左）

动作同上，换腿练习。

（十六）坐姿抱腿伸展式

⭐ **1．动作**（见图 5-42）

接上一动作，翻转坐姿，两腿并拢屈双膝，双手抓两脚脚趾。

吸气，伸展脊柱，双手伸直，双腿停空中。

吐气，抬头，动作保持，呼吸 5—8 次。

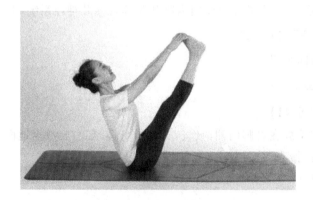

图 5-42　坐姿抱腿伸展式

⭐ **2．注意**

伸展背部，不能驼背，抬头，目光看向脚尖。

双臂、双腿伸直，保持身体始终坐在坐骨上。

3. 益处

(1) 增强腰、腹、背、腿部肌肉力量和腿的柔韧性,提升身体平衡性。

(2) 可消除腰、背、腹、腿部的多余脂肪。

(3) 强壮后背神经系统功能,改善消化功能。

(4) 刺激坐骨神经,促进胃肠蠕动,缓解坐骨神经痛。

(十七)双莲花鱼式

1. 动作(见图5-43)

双莲花坐,双手放在臀部两侧屈肘,小臂撑地面。

吸气,抬头,头顶地面,胸向天花板上方顶起。

吐气,保持动作,呼吸5—8次。

最后一个吐气,低头,带脊柱缓缓向下。

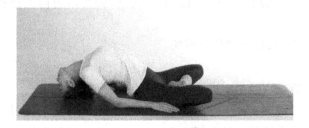

图5-43　双莲花鱼式

2. 注意

尽量用腰背力量顶起身体,而不能完全靠头、颈部力量支撑。

抬头动作时张嘴吸气,延长吐气时间。

颈部、头部有疾患者可以跳过此动作。

3. 益处

(1) 增强腰背肌肉力量和腰的柔韧性及膝踝关节的灵活性,还有健胸、美背作用。

(2) 改善颈部问题,可消除腰、腹、背部的多余脂肪,治疗驼背。

(3) 强壮后背神经系统和心肺功能。

(4) 此动作逐步让血液流向头部,让脑部慢慢适应增大的血压。

(5) 倒立动作对面部肌肉提升有好处。

(十八)动态犁式

1. 动作(见图5-44)

平躺,双臂放在臀部下面,双腿并拢伸直。

吸气,双腿抬起;吐气,将脚慢慢放在头上方的垫子上。

吸气,腰腹用力将双腿向天花板上方抬起到最高处。

吐气,双腿向头顶后方放下(刚开始平衡控制不好时可以用手撑在腰上)。

重复8—12次。

最后吐气,身体带腿缓缓向下。

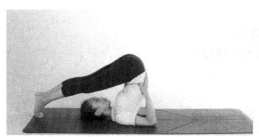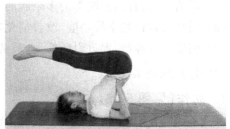

图 5-44　动态犁式

2．注意

双肩、手臂支撑地面,腰腹用力带动腿上下运动,臀部用力向上拉伸脊柱,注意呼吸的配合。

此姿势高血压人群、女性生理期应避免。

3．益处

(1) 增强腰、背、腹、臀、腿部肌肉力量,改善体态,提升平衡力。

(2) 腿上下运动可以更多地消除腰、腹、背部的多余脂肪,还有提臀、美背作用。

(3) 强壮后背神经系统和心肺功能。

(4) 此动作让血液流向头部,让脑部慢慢适应增大的血压。

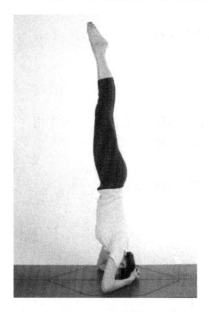

图 5-45　头肘倒立

(5) 刺激脊神经和肠胃,消除胃胀气,调节月经不调,对治疗头痛、痔疮及糖尿病有一定效果。

(十九) 头肘倒立

1．动作 (见图 5-45)

跪姿,双肘分开一肩宽,小臂支撑地面,头顶着地,双手扶头,伸直双腿,让身体垂直于地面。

吸气,一腿抬起到上方,停在空中,另一腿尝试慢慢离开地面至双腿并拢(也可腰腹用力屈双膝、脚离地,收腿后慢慢向空中伸直双腿)。

吐气,保持动作,呼吸5—8次。

2．注意

让头顶、小臂支撑地面,臀部与腰背用力向上拉伸脊柱。

背部、臀部、双腿都与地面保持垂直,以保持平衡。

不能独立完成时,可根据后面瑜伽辅助器械介绍先学习。

　　颈部、头部有疾患者可以跳过此动作。

　　此姿势高血压人群、女性生理期应避免。

3. 益处

　　（1）增强腰、背、腹、臀、腿部肌肉力量,改善体态,提升平衡力。

　　（2）可消除腰、腹、背部的多余脂肪,还有提臀、美背作用。

　　（3）强壮后背神经系统和心肺功能,改善消化和排泄功能。

　　（4）缓解由于地心引力造成的身体器官压迫,清醒大脑,消除因过度紧张导致的失眠、头痛等症状。

　　（5）刺激脊神经和肠胃,消除胃胀气,调节月经不调,对治疗头痛、痔疮、疝气及泌尿功能失调有一定效果。

　　（6）倒立动作对面部肌肉提升有好处。

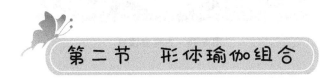

第二节　形体瑜伽组合

一、初级形体瑜伽组合

　　初级形体瑜伽注重全身各部位的伸展、力量和平衡动作的练习。对提高基础代谢率,帮助消除一天的紧张、疲劳感;增加身体肌肉含量,促进新陈代谢,使形体匀称,更具曲线美;培养自信和气质,改善肥胖、焦虑、失眠和一些慢性疾病等有一定的作用。通过练习调节各个器官的生理机能,达到强身健体的目的。

　　本套路组合适合经过一段时间的瑜伽练习后需要改善形体的朋友,一套动作的时长为15—20分钟,动作的次数与呼吸次数都是最少运动量,低于这个运动量,效果则不明显。

　　建议练习前先做热身瑜伽,再进行此组合练习效果更好。当身体能力提升后,可在每个动作的基础上增加保持时间,以增强锻炼效果。动作练习时保持呼吸均匀平稳,逐渐延长吸气和吐气的时间。

　　注意有高血压、颈椎、腰椎疾病或者近期做过手术的人士需遵医嘱,一些动作练习时不要用力过猛。

　　（一）吉祥坐调息

1. 动作(见图 5-46)

　　屈双腿,两脚底相对,让臀部压实地面,挺直腰背。让大拇指和食指轻触,双手呈智慧手印,放于两侧膝盖上。

　　双唇微闭,用鼻子呼吸。吸气时感觉气息经由鼻腔和喉咙进入肺部底部,扩张肺部以吸入更多的氧气,充满肺部后迫使横膈膜下沉,腹部向外扩张;吐气时腹部向内收缩,将体内的浊气完全呼出。

调息3—5分钟。

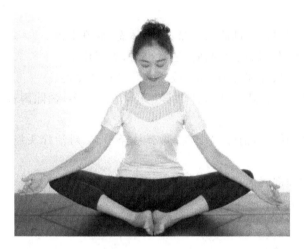

图 5-46 吉祥坐调息

2. 注意

呼吸的过程中胸腔尽量保持不动;感受腹部仿佛一个皮球,伴随着气息隆起和下陷。

3. 益处

(1)刺激骨盆,能调节泌尿功能失调和缓解坐骨神经痛。

(2)促进血液流入背部和腹部,有助于预防疝气,调节月经周期不规律现象。

(3)如果在怀孕期经常练习此式,分娩将会更加容易、顺利,痛苦也会减少,还有助于防止静脉曲张的形成。

(二)动态猫式

1. 动作(见图 5-47)

成四脚板凳状跪立在垫子上。

吸气,低头含胸,胸椎向天花板上方顶起,夹臀收腹,眼睛看向腹部。

吐气,抬头,塌腰,撅臀,双眼尽量向上看。

动作重复8—12次。

2. 注意

低头时下巴尽量贴紧前胸。

收腹时双腿夹紧,收紧肛门让耻骨向前。

3. 益处

提升颈、胸、腰部及脊柱的灵活性。

缓解颈、背、腰部的僵硬、疼痛和紧张感,对久坐工作人群有明显效果。

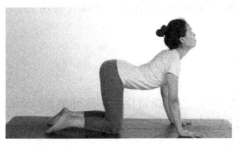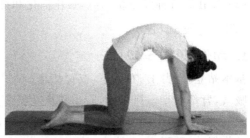

图 5-47 动态猫式

强化神经系统功能,促进血液循环,促进消化。

有助于治疗女性白带过多、月经不规律,消除月经痉挛。

帮助子宫恢复正常位置。

(三)站立分腿前屈伸展式

⭐ **1. 动作(见图 5-48)**

站姿,双脚分开 2—3 个肩宽,脚尖朝前。

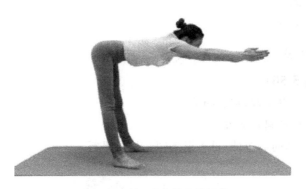

图 5-48 站立分腿前屈伸展式

吸气,两臂从两侧抬起到耳旁,脊柱伸展。

吐气,两臂带身体向前拉伸,抬头看前方。

动作保持,呼吸 5—8 次。

结束时吸气,身体慢慢直立起来。

⭐ **2. 注意**

两腿尽量伸直。身体、双臂尽量与地面平行。

后背尽量伸展开,不要驼背,手臂前伸、臀部向后拉伸以保持平衡。

⭐ **3. 益处**

(1)增强腰、背、腿部的肌肉力量,提升身体平衡性。

(2)可消除腰、腹、腿部的多余脂肪,还有提臀、美背作用。

（3）强壮后背神经系统功能，强化消化和排泄系统功能，并有助于缓解胃肠疾病。

（四）鸟王式（左）

⭐ **1. 动作**（见图 5-49）

基本站立，左臂上、右臂下，双臂相绕。

吸气，背部挺直。屈双腿，右小腿从左腿前方绕过，右脚踝勾住左小腿外侧。

吐气，屈左腿，下降身体，上体向前，臀部向后拉伸，腹部尽量靠近大腿，抬头看前方。

动作保持，呼吸 3—5 次。

最后一个吐气，手臂、腿慢慢放下。

⭐ **2. 注意**

后背尽量伸展开，不要驼背，保持平衡。

⭐ **3. 益处**

（1）增强腰、背、腿部及膝踝关节肌肉力量，提升身体平衡性。

（2）可消除腰、腹、腿部的多余脂肪，还有提臀、美背作用。

（3）按摩腹部器官，缓解便秘。

（五）鸟王式（右）

动作同上，换腿练习。

（六）静态幻椅式

⭐ **1. 动作**（见图 5-50）

站姿，双脚分开与肩同宽，脚尖朝前。

吸气，双臂从两侧抬起到上方。

吐气，向下蹲，臀部向后拉伸，可下至大腿与地面平行。

动作保持，呼吸 5—8 次。

⭐ **2. 注意**

下蹲时，臀部尽量向后伸展，仿佛向后坐在一个椅子上，后背尽量向上挺直，抬头平视前方。

下蹲时，膝关节同脚尖方向，膝关节弯曲时不可超过脚尖。

⭐ **3. 益处**

（1）增强腰、背、腿部及膝踝关节肌肉力量，提升身体平衡性。

（2）可消除腰、腹、腿部的多余脂肪，还有提臀、美背作用。

（七）简易三角式（左）

⭐ **1. 动作**（见图 5-51）

双脚分开 2—3 个肩宽，左脚打开 90 度，右脚稍向内收，脚尖朝前，两脚脚后跟在同一条直线上。

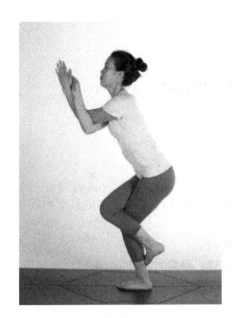

图 5-49　鸟王式(左)

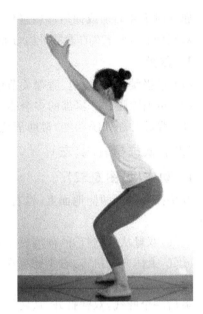

图 5-50　静态幻椅式

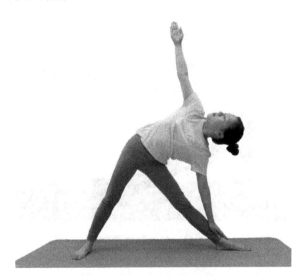

图 5-51　简易三角式(左)

吸气,双臂向上与肩同高,掌心朝下。

吐气,上半身向左侧拉伸,并向下屈体,将左手置于左小腿(或脚踝)处,同时右臂向上延伸,与左肩成一条直线,眼睛看向右手掌。

动作保持,呼吸 3—5 次。

⭐ **2. 注意**

髋骨右侧向上,保持骨盆向前。

屈体时不要向前或向后倾斜身体。

双腿伸直，将身体的重量平均分布至双脚。

⭐ **3. 益处**

（1）增强腰、背、髋、腿、膝踝关节肌肉力量，提升身体平衡性。

（2）可消除腰、髋、腿部的多余脂肪。

（3）强壮神经系统功能，帮助消化。

（八）低位扭转式（左）

⭐ **1. 动作（见图 5-52）**

双手撑在左脚两侧地面上，将右小腿、右膝向下放至地面；左腿屈膝，垂直于地面，脚尖朝前。

吸气，双臂从两侧打开，伸展整个脊柱，臀部放松向下。

吐气，上体向左扭转，右小臂放在左大腿外侧，左臂向身后打开伸直，头尽量向身后看。

动作保持，呼吸 5—8 次。

最后一个吐气，双臂打开，从两侧慢慢放下。

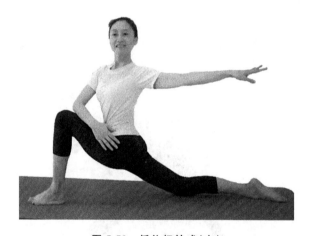

图 5-52　低位扭转式（左）

⭐ **2. 注意**

左膝关节对准脚后跟，不可以超过脚尖，同时力量放在两腿间，臀部放松，以减轻膝关节负重。

左肩向下放松，左臂抬起时与地板平行。

臀部下沉时保持上体直立，避免向左倾斜，拉伸髋部韧带和左臀大肌。

⭐ **3. 益处**

（1）增强腿、髋、膝关节肌肉力量和关节灵活性，提升身体平衡性。

（2）刺激内脏器官，可消除背、腰、臀、腿部的多余脂肪。

（九）简易三角式（右）

★ 1. 动作（见图 5-53）

接上一动作，两手放左脚两侧，吸气，身体直立转向正面，左脚转正，右脚打开 90 度。

吸气，双臂向上抬起与肩同高，掌心朝下。

吐气，上半身向右下侧拉伸，并向下屈体，将右手置于右小腿（或脚踝），同时左臂向上延伸，与右肩成一条直线，眼睛看向左手掌。

动作保持，呼吸 3—5 次。

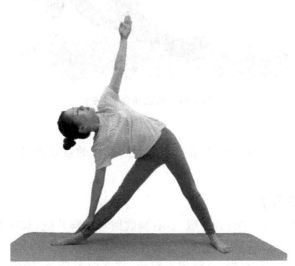

图 5-53　简易三角式（右）

★ 2. 注意

注意要点与简易三角式（左）动作的注意要点相同。

★ 3. 益处

简易三角式（右）动作的益处与简易三角式（左）动作的益处相同。

（十）低位扭转式（右）

★ 1. 动作（见图 5-54）

接上一动作，双手撑在右脚两侧地面。

吐气，左小腿、左膝向下放在地板上；右腿屈膝，垂直于地面，脚尖朝前。

吸气，双臂从两侧打开，伸展整个脊柱，臀部放松向下。

吐气，上体向右扭转，左小臂放在右大腿外侧，右臂向身后打开伸直，头尽量向身后看。

动作保持，呼吸 5—8 次。

最后一个吐气，双臂打开，从两侧慢慢放下。

★ 2. 注意

注意要点与低位扭转式（左）的注意要点相同。

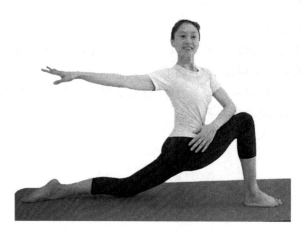

图 5-54　低位扭转式（右）

⭐ 3. 益处

低位扭转式（右）动作的益处与低位扭转式（左）动作的益处相同。

（十一）毛虫式

⭐ 1. 动作（见图 5-55）

接上一动作，双手放在右脚两侧，吸气，右脚收回与左脚并拢，双臂推地，伸展整个后背。吐气，屈肘，俯卧，下巴着地，两腿并拢，双臂放到腹下。

吸气，两脚尖支撑地面，双脚、双腿用力蹬地，臀部向上顶起，脚尖依次向身体方向推进（或到承受的最大限度），让腹部也离开地面。

吐气，动作保持，呼吸 5—8 次。

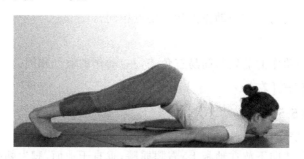

图 5-55　毛虫式

⭐ 2. 注意

臀部向上顶起时，双腿伸直，腰腹也需要用力配合，同时，双臂在身下也需要用力支撑身体。

抬头动作时张嘴吸气，延长吐气时间。

3．益处

（1）增强手臂、腰、背、腿部及踝关节肌肉力量，提升身体平衡性。

（2）可消除腰、背、腿部的多余脂肪。

（3）强壮后背神经系统和呼吸系统功能，强化心肺功能。

（十二）全船式

1．动作（见图5-56）

接上一动作，翻转坐姿，屈双膝，双手放身体两侧。

吸气，伸展脊柱，双腿并拢伸直，停在空中。

吐气，双手慢慢离开地面，夹在大腿两侧，与地面平行。

动作保持，呼吸5—8次。

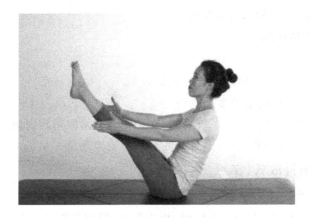

图 5-56　全船式

2．注意

伸展背部，不能驼背，目光看向脚尖，抬头，放松颈部。

保持身体始终坐在坐骨上。

3．益处

（1）增强腰、腹、腿部肌肉力量。

（2）可消除腰、背、腹、腿部的多余脂肪。

（3）强壮后背神经系统功能，促进胃肠蠕动，改善消化功能。

（4）改善体态，提升平衡力。

（十三）动态拱桥式

1．动作（见图5-57）

平躺，屈双膝，双脚分开与髋同宽。

吸气，耻骨向上抬至极限，收腹夹臀。

吐气，臀部带脊柱缓缓向下。

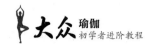

动作重复8—15次。

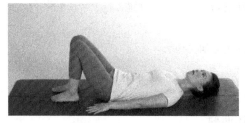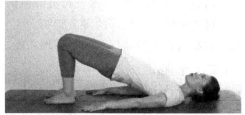

图 5-57　动态拱桥式

⭐ 2. 注意

双脚尽量靠近臀部,双手尽量靠近脚跟。

向下还原时动作尽量舒缓,避免伤害脊柱。

女性经期避免此动作练习。

⭐ 3. 益处

(1) 增强腰、背、臀部及大腿前后肌群力量。

(2) 可消除腰、背、臀、腿部的多余脂肪。

(3) 刺激骨盆,提肛,改善排泄系统功能,有助于调节泌尿功能失调和缓解坐骨神经痛。

(4) 促进血液流入背部和腹部,调节月经周期不规律现象。

(十四) 肘撑侧斜板式(左)

⭐ 1. 动作(见图 5-58)

左侧卧,两腿并拢伸直,左肘撑于地面,指尖朝前,保持身体成一条直线。

吸气,右臂从外侧屈肘放头后,左肘撑地面推起身体,脊柱后背伸展,头平视前方。

吐气,动作保持,呼吸5—8次。

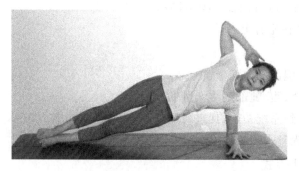

图 5-58　肘撑侧斜板式(左)

⭐ 2. 注意

撑起身体时,伸展背部,不能驼背、撅臀,肩、上臂、肘垂直于地面。

保持左肘、双脚在地面支撑,身体其他部位都离开地面。

3. 益处

（1）增强手臂、腰、腹、腿部肌肉力量，提升身体平衡性。

（2）可消除手臂、腰、背、腹、腿部的多余脂肪。

（3）增强后背神经系统，提升身体平衡性，促进胃肠蠕动，改善消化功能。

（十五）肘撑侧斜板式（右）

动作同上，换方向练习。

（十六）半蝗虫式（右）

1. 动作（见图 5-59）

俯卧，下巴着地，两腿并拢，双臂放到腹下。

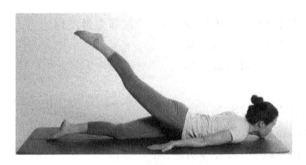

图 5-59 半蝗虫式（右）

吸气，右腿从身后抬起（到承受的最大限度）。

吐气，动作保持，呼吸 5—8 次。

2. 注意

右侧臀大肌用力抬高腿，颈、后背、腰协助控制身体平衡。

腿尽量向上方延伸，腹部紧贴地面。

抬头动作时张嘴吸气，延长吐气时间。

3. 益处

（1）增强腰、背部及大腿前后肌群力量，提升身体平衡性。

（2）可消除腰、背、臀、腿部的多余脂肪。

（3）按摩腹部器官，缓解便秘。

（十七）半蝗虫式（左）

动作同上，换腿练习。

（十八）基础鱼式

1. 动作（见图 5-60）

平躺，双肘弯曲，双手放在臀部下面，双腿并拢伸直。

吸气，小臂撑地面，抬头，头顶地面，胸向天花板上方顶起。

吐气,保持动作,呼吸 5—8 次。

低头,带脊柱缓缓向下。

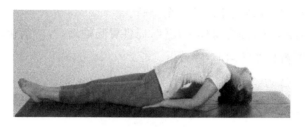

图 5-60 基础鱼式

2. 注意

尽量用腰背力量顶起身体,而不能完全靠头、颈部力量支撑。

抬头动作时张嘴吸气,延长吐气时间。

颈部、头部有疾患者可以跳过此动作。

3. 益处

(1)增强腰背肌肉力量,健胸。

(2)可消除腰、腹、背部的多余脂肪,治疗驼背。

(3)强壮后背神经系统,增强心肺功能。

(4)此动作逐步让血液流向头部,让脑部慢慢适应增大的血压。

(5)倒立动作对面部肌肉提升有好处。

(十九) 犁式

1. 动作(见图 5-61)

平躺,双臂放在臀部两侧,双腿并拢伸直。

吸气,抬起双腿,让腰部离开地面,将脚慢慢放在头上方的垫子上(如不能放下可先悬在半空中,腰部力量弱的时候双手可以支撑在腰部)。

吐气,保持动作,呼吸 5—8 次。

最后吐气,身体带腿缓缓向下。

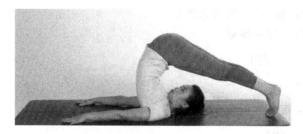

图 5-61 犁式

2. 注意

双肩、手臂支撑地面,臀部用力向上拉伸脊柱。

颈部、头部有疾患者可以跳过此动作。

此姿势为肩倒立做准备,但程度较轻。

此姿势高血压人群、女性生理期应避免。

3. 益处

(1)增强腰、背、腹部的肌肉力量。

(2)可消除腰、腹、背部的多余脂肪。

(3)强壮后背神经系统和心肺功能。

(4)此动作逐步让血液流向头部,让脑部慢慢适应增大的血压。

(5)刺激脊神经和肠胃,消除胃胀气,调节月经不调,对治疗头痛、痔疮及糖尿病有一定效果。

二、中级形体瑜伽组合

瑜伽倡导的是一种健康的生活态度,也是一种健康娱乐的修行方式,更是一种人生态度。当你身形越来越好时,内分泌系统的功能改善后,你不但拥有充沛的体力和精力,还能看到容光焕发、充满自信的自己,这就是瑜伽的魅力。

中级形体瑜伽动作在增强身体柔韧性、平衡性、心肺功能的同时,加大了神经系统、消化系统、呼吸系统、内分泌系统等相结合的动作来刺激身体各器官,调理身体机能,改善体态,长期锻炼可缓解甚至消除头痛、坐骨神经痛、糖尿病等慢性疾病。

在练习本套路组合体式动作前,需确定能完成前面套路组合里的动作才能进行锻炼,一套动作的时长为15—20分钟,动作的次数与呼吸次数都是最少运动量,也可适当增加练习次数来达到锻炼目的。

建议练习前先做热身瑜伽,再进行此组合练习效果更好。练习时放松身心,根据自身身体素质情况锻炼,切勿操之过急,以免受伤。动作练习时保持呼吸均匀平稳,逐渐延长吸气和吐气的时间。

(一)成就坐调息

1. 动作(见图5-62)

让臀部压实地面,挺直腰背。让大拇指和食指轻触,双手呈智慧手印,放于两侧膝盖上,进入成就坐姿。

双唇微闭,用鼻子呼吸。吸气时感觉气息经由鼻腔和喉咙进入肺部底部,扩张肺部以吸入更多的氧气,充满肺部后迫使横膈膜下沉,腹部向外扩张;吐气时腹部向内收缩,将体内的浊气完全呼出。

一般调息2—3分钟。

2. 注意

呼吸的过程中胸腔尽量保持不动;感受腹部仿佛一个皮球,伴随着气息隆起和下陷。

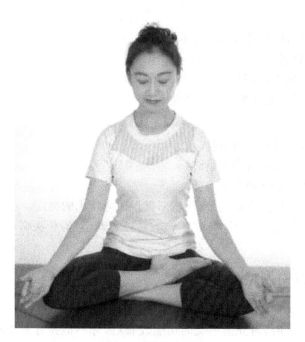

图 5-62　成就坐调息

★ 3. 益处

（1）通过呼与吸，供给头部和血液足够的氧气，将体内的浊气排出。

（2）通过深层次的呼吸调节，刺激内脏器官，控制意识。

（3）防止和消除两膝和两踝的僵硬，通过补养增强脊椎的下半段和腹部器官功能。

（二）高位合掌扭转式（右）

★ 1. 动作（见图 5-63）

站立，两腿并拢。

吸气，双臂合掌于胸前。

吐气，屈双膝，上体向右扭转。左臂贴右大腿外侧，右臂抬起肘关节向上。右肩向上打开，左肩向下，同时转头看右斜上方。

动作保持，呼吸 3—5 次。

结束时吸气，伸展下脊椎，使背部直立，身体恢复正中位。

★ 2. 注意

下蹲时，臀部尽量向后伸展，仿佛向后坐在一个椅子上，后背尽量挺直。膝盖同脚尖方向，弯曲时不可超过脚尖。

肩膀放松，不要耸肩、驼背，两侧髋骨不要转动，保持骨盆向前。

★ 3. 益处

（1）提升颈、胸、腰部的灵活度。

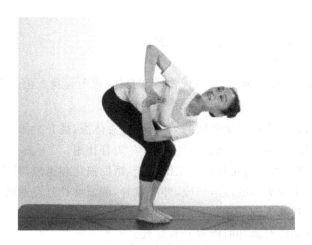

图 5-63　高位合掌扭转式(右)

(2) 缓解颈、背部的僵硬、疼痛和紧张感,对久坐工作人群有明显效果。

(3) 预防驼背,缓解腰部风湿痛。

(4) 按摩腹部器官,促进消化与排泄。

(5) 促进胰脏活动,有助于治疗糖尿病。

(三) 高位合掌扭转式(左)

动作同上,换方向练习。

(四) 顶礼伸展式

★ **1. 动作(见图 5-64)**

接上一动作,双脚分开 2—3 个肩宽,脚尖朝前。

吸气,两臂从两侧抬起到上方,收紧肩胛骨。

吐气,上体向下拉伸,双手放于地面,低头,下巴贴近前胸,头顶轻轻放于地面。

吸气,两手各自抓脚踝或脚趾,脊柱伸展。

吐气,动作保持,呼吸 5—8 次。

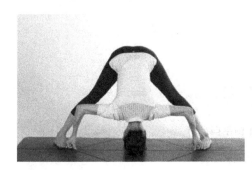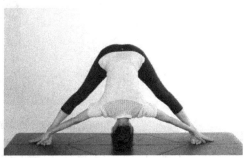

图 5-64　顶礼伸展式

⭐ 2. 注意

伸展后背,不要将身体全部力量放在头、颈部。

两腿尽量伸直,不要驼背。

结束时吸气,双手先撑于地面上,再慢慢抬起身体,以免起身太快造成头晕。

⭐ 3. 益处

(1)增强腰、背、腿部肌肉力量和腿的柔韧性,改善体态,提升平衡力。

(2)可消除腰、腹、腿部的多余脂肪,还有提臀、美背作用。

(3)按摩腹部器官,增强消化和排泄系统功能,帮助消化和排泄,并有于缓解肠胃疾病。

(4)提升上身躯干及头部的血液供应,伸展盆骨,调节女性月经期间的不适,旺盛卵巢。

(5)对做头倒立和其他倒立姿势有困难的人来说,可练习此姿势。

(6)头向下倒立动作对面部肌肉提升有好处。

(五) 抓脚趾侧平衡(右)

⭐ 1. 动作(见图 5-65)

基本站立,脚趾朝前,右手抓住右脚大拇指。

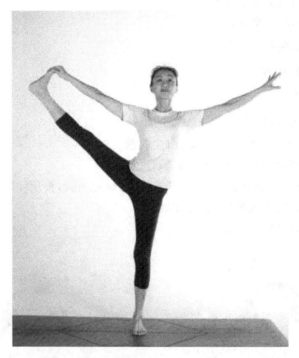

图 5-65 抓脚趾侧平衡(右)

吸气,右手拉右脚脚趾侧平衡打开,左手侧平打开。

吐气,控制好平衡。

动作保持,呼吸 3—5 次。

2．注意

伸展后背和双腿，注意核心力量用力，控制平衡。

3．益处

（1）增强手臂、腰、背、腹、腿部及膝踝关节肌肉力量和柔韧性。

（2）促进血液循环，提高心肺功能，保持身体健康，改善体态，提升平衡力。

（3）可消除腰、腹、腿部的多余脂肪，还有提臀、美背作用。

（4）按摩腹部器官，缓解便秘，改善坐骨神经痛。提高注意力、决断力。

（六）抓脚趾侧平衡（左）

动作同上，换腿练习。

（七）战士式反拉伸（右）

1．动作（见图 5-66）

双脚分开 2—3 个肩宽，右脚打开 90 度，左脚稍向内收，朝前，两脚脚后跟在同一条直线上。

吸气，双臂向上抬起与肩同高，掌心朝下。

吐气，右膝向右侧弯曲成弓步，髋部向下放松。

吸气，左臂向左侧拉伸，手放左膝上，右臂向上伸展。

吐气，动作保持，呼吸 3—5 次。

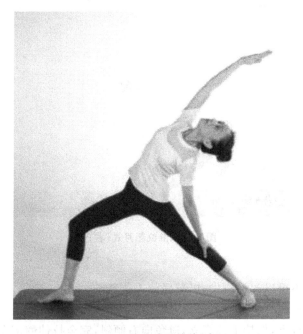

图 5-66　战士式反拉伸（右）

⭐ **2．注意**

放松颈部和腰部。

髋部左侧向前,保持骨盆向前。

⭐ **3．益处**

(1)增强肩、髋、腿部及膝关节肌肉力量。

(2)可消除髋、腿部的多余脂肪。

(3)改善体态,提升平衡力。

(八)低位新月式(右)

⭐ **1．动作(见图5-67)**

接上一动作,膝盖伸直恢复站立。

吸气,双手放在右脚两侧,屈右膝,脚尖朝前。

吐气,将左小腿、左膝放在地板上,双手撑在身体两侧地面上。

吸气,双臂两侧打开至头顶上方,伸展整个脊柱,臀部放松向下。

吐气,抬头带身体向后拉伸。

动作保持,呼吸3—5次。

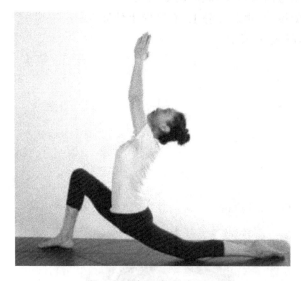

图5-67　低位新月式(右)

⭐ **2．注意**

屈膝时,膝关节不可以超过脚尖,以减轻膝关节负重。

双肩放松,不要耸肩。

臀部下沉,髋骨放下,保持上体直立,避免向右倾斜,完全拉伸髋部左侧臀大肌。

抬头动作时张嘴吸气,延长吐气时间。

3. 益处

(1) 增强臂、肩、腰、髋、腿部及膝、踝关节肌肉力量。

(2) 可消除背、腰、腿部的多余脂肪。

(3) 改善体态,提升平衡力。

(九) 战士式反拉伸(左)

接上一动作,双手放在右脚两旁,撑起身体直立。双脚分开2—3个肩宽,右脚转回朝前,左脚打开90度,两脚脚后跟在同一条直线上。同战士式反拉伸(右)动作,换方向练习。

(十) 低位新月式(左)

接上一动作,膝盖伸直恢复站立。同低位新月式(右)动作换腿、换方向练习。

(十一) 鸽子式(右)

1. 动作(见图 5-68)

接上一动作,双手放在左脚两侧,吸气,双手推身体,屈左腿放至地面于身体前方。

吐气,屈右腿,把右脚尖放到右肘关节内,伸展整个后背。

吸气,左手与右手相拉于胸前,身体向右转,转头向右看,收紧肩胛骨。

吐气,动作保持,呼吸5—8次。

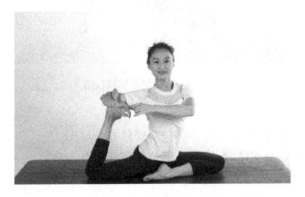

图 5-68 鸽子式(右)

2. 注意

右髂骨尽量向下。

双肩放下,不要耸肩,收紧腰腹。

3. 益处

(1) 增强手臂、颈、腰、背、腿部及膝、踝关节肌肉力量和腰腿柔韧性。

(2) 可消除手臂、腰、背、腿部的多余脂肪。

(3) 促进脊椎的血液循环,强壮后背神经系统功能。

(4) 改善体态,提升平衡力。

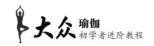

（十二）鸽子式（左）

动作同上，换腿练习。

（十三）掌撑侧斜板式（左）

★ 1. 动作（见图 5-69）

左侧卧，两腿并拢伸直，左掌撑在腰旁，指尖朝前。

吸气，右臂从外侧打开抬至上方，左手撑地面推起身体，后背伸展，头平视前方。

吐气，动作保持，呼吸 5—8 次。

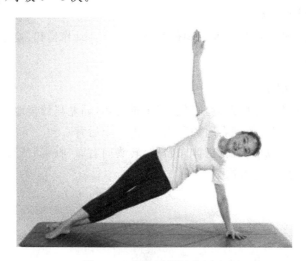

图 5-69　掌撑侧斜板式（左）

★ 2. 注意

撑起身体时，伸展背部，不能驼背、撅臀，右臂伸直。

保持左手、双脚在地面支撑，身体其他部位都离开地面。

★ 3. 益处

（1）增强手臂、腰、腹、腿部的肌肉力量。

（2）可消除手臂、腰、背、腹、腿部的多余脂肪。

（3）强壮后背神经系统和身体平衡系统功能，促进胃肠蠕动，改善消化功能。

（4）改善体态，提升平衡力。

（十四）掌撑侧斜板式（右）

动作同上，换方向练习。

（十五）坐姿"V"字伸展式

★ 1. 动作（见图 5-70）

接上一动作，翻转坐姿，双腿在空中伸直，双手抓两脚趾（也可抓脚踝）。

吸气，伸展脊柱，双手抓脚趾向两侧打开伸直停空中。

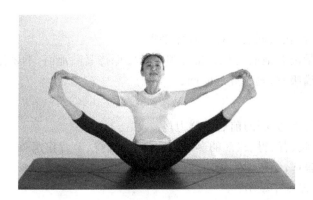

图 5-70　坐姿"V"字伸展式

吐气,抬头动作保持,呼吸 5—8 次。

⭐ 2. 注意

后背伸直,不能驼背,目光看向脚尖。

保持身体始终坐在臀部上。

双臂、双腿伸直,抬头,放松颈部。

⭐ 3. 益处

(1)增强腰、腹、背、腿部的肌肉力量和腿的柔韧性,提升身体平衡性。

(2)可消除腰、背、腹、腿部的多余脂肪。

(3)强壮后背神经系统功能,改善消化功能。

(4)刺激坐骨神经,促进胃肠蠕动,缓解坐骨神经痛。

（十六）全蝗虫式

⭐ 1. 动作(见图 5-71)

俯卧,两腿自然分开,双臂打开于体侧。

吸气,双臂向两侧身后伸展,双腿用力抬起(到承受的最大限度)。

吐气,动作保持,呼吸 5—8 次。

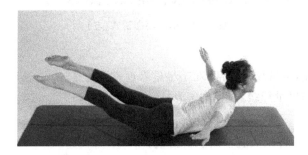

图 5-71　全蝗虫式

2. 注意

抬腿时,颈、后背、腰共同发力控制身体平衡。

胸、腹、大腿尽量离开地面,腹部、髂骨和耻骨应保持紧贴地面,不要往一侧倾斜。

抬头动作时张嘴吸气,延长吐气时间。

3. 益处

(1) 增强腰、腹、背、大腿的前后肌群力量。

(2) 可消除腰、腹、背、臀、腿部的多余脂肪,还有提臀、美背作用。

(3) 按摩腹部器官,缓解便秘。

(4) 改善体态,提升平衡力。

(十七) 单腿动态桥式(左)

1. 动作(见图 5-72)

平躺仰卧,屈双腿并拢靠近臀部。

吸气,耻骨向上抬至极限,收腹将左腿抬起伸直。

吐气,臀部带脊柱缓缓向下。

动作重复5—8次。

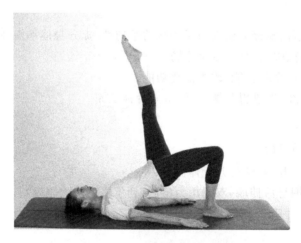

图 5-72　单腿动态桥式(左)

2. 注意

双脚一定要并拢,尽量靠近臀部,双手尽量靠近脚跟。

向下还原时动作尽量舒缓,避免伤害脊柱。

3. 益处

(1) 增强腰、背、臀部及大腿前后肌群力量。

(2) 可消除腰、背、臀、腿部的多余脂肪,还有提臀、美背作用。

(3) 强壮后背神经系统和心肺功能功能,促进胃肠蠕动,改善消化功能。

（4）刺激骨盆,有助于调节泌尿功能失调和缓解坐骨神经痛。

（5）促进血液流入背部和腹部,调节月经周期不规律现象。

（6）改善体态,提升平衡力。

（十八）单腿动态桥式（右）

动作同上,换腿练习。

（十九）肩倒立

⭐ **1.动作（见图 5-73）**

平躺,双臂放在臀部两侧,双腿并拢伸直,以犁式为基础。

吸气,用双手托住后背,慢慢向空中伸直双腿。

吐气,保持动作。

呼吸 5—8 次。

最后一个吐气,身体带腿缓缓向下。

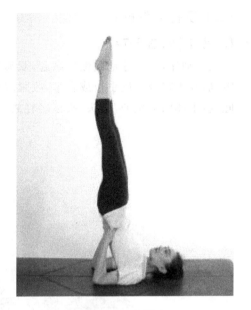

图 5-73　肩倒立

⭐ **2.注意**

让肩部、头部、上臂和双肘支撑地面,臀部用力向上拉伸脊柱。

背部、臀部、双腿都与地面保持垂直,脚尖指向天花板。

颈部、头部有疾患者可以跳过此动作。

此姿势高血压人群、女性生理期应避免。

⭐ **3.益处**

（1）增强腰、背、腹部肌肉力量。

（2）可消除腰、腹、背部的多余脂肪,还有提臀、美背作用。

（3）强化后背神经系统功能,增强心肺功能。

（4）清醒大脑,消除因过度紧张导致的失眠、头痛等症状。

（5）刺激脊神经和肠胃,消除胃胀气,调节月经不调,对治疗头痛、痔疮、疝气及泌尿功能失调有一定效果。

🪷 三、高级形体瑜伽组合

高级形体瑜伽更多的是需要身体的柔韧性、平衡性和协调性,即使你能完成很多体式,但同样不可操之过急,需要循序渐进地练习来达到目的。动作练习时保持呼吸均匀平稳,逐渐延长吸气和吐气的时间。

（一）全莲花坐调息

前文已有详细描述。

（二）顶礼反手拉式

⭐ 1. 动作（见图 5-74）

接上一动作，双手撑地面慢慢站起，双脚分开 2—3 个肩宽，脚尖朝前。

吸气，双手在身后反手拉或合掌，收紧肩胛骨。

吐气，上体向下拉伸，低头，头顶轻轻放于地面，双手慢慢往头顶方向拉伸。

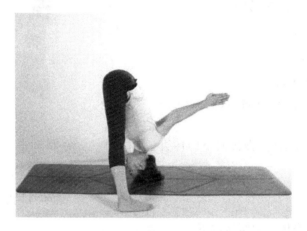

图 5-74　顶礼反手拉式

动作保持，呼吸 5—8 次。

吸气，双手先撑地面上，再慢慢抬起身体。

⭐ 2. 注意

伸展脊柱，夹紧肩胛骨，不要将身体全部力量放在头、颈部。

两腿尽量伸直，不要驼背。

⭐ 3. 益处

（1）增强腰、背、腿部肌肉力量和肩、腿的柔韧性，改善体态，提升平衡力。

（2）可消除腰、腹、腿的多余脂肪，还有提臀、美背作用。

（3）按摩腹部器官，改善消化和排泄系统，并有助于缓解肠胃疾病。

（4）提升上身躯干及头部的血液供应，伸展盆骨，调节女性月经期间的不适，旺盛卵巢。

（5）对做头倒立和其他倒立姿势有困难的人来说，可练习此姿势。

（6）头向下倒立动作对面部肌肉提升有好处。

（三）半莲花单腿脚趾式（右）

⭐ 1. 动作（见图 5-75）

站姿，两腿并拢，脚尖朝前，左脚盘腿放在右大腿上。

吸气，右脚脚后跟立起。

吐气，控制平衡慢慢向下蹲，臀部后伸靠近脚后跟，双手合掌于胸前。

动作保持，呼吸 3—5 次。

吸气，双臂放下，恢复站姿。

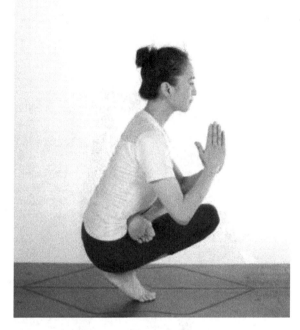

图 5-75　半莲花单腿脚趾式(右)

2. 注意

下蹲时，臀部尽量向后伸展，仿佛坐在小板凳上，后背尽量向上挺直，抬头平视前方。

下蹲时，膝盖同脚尖方向，注意重心在脚趾上，控制平衡。

头、颈、手臂、腰、腹、臀大肌、大腿肌群共同发力，保持平衡。

3. 益处

(1) 增强腰、腿部及膝踝关节肌肉力量，改善体态，提升平衡力。

(2) 可消除腰、腹、腿部的多余脂肪，还有提臀、美背作用。

(3) 促进血液循环，让血液充分流向内脏和腺体，提高心肺功能，促进身体健康。

(4) 对缓解背部疼痛及腰椎间盘突出有一定的帮助。

(5) 按摩腹部器官，缓解便秘，改善坐骨神经痛。提高注意力、耐力。

(四) 半莲花单腿脚趾式(左)

动作同上，换腿练习。

(五) 单手撑地拉弓式(右)

1. 动作(见图 5-76)

基本站立，左脚尖朝前。

吸气，右腿后屈，右手抓右脚背贴在右臀上，左臂伸直向上。

吐气,右手用力拉脚背向上,抬高大腿至上方,左掌撑地面。上体向前拉伸,抬头挺胸,下巴向上扬。

动作保持,呼吸 3—5 次。

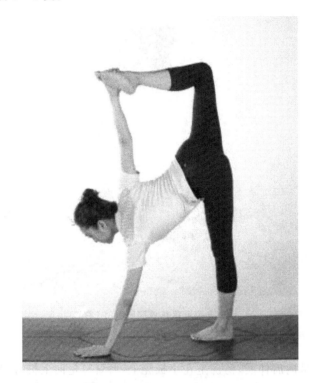

图 5-76　单手撑地拉弓式(右)

⭐ **2. 注意**

尽量让上下臂保持垂直于地面,后背尽量伸展开,不要驼背。

头、颈、腰、背、臀大肌、大腿肌群共同发力,保持平衡。

⭐ **3. 益处**

(1)增强手臂、腰、背、腹、腿部及膝踝关节肌肉力量和肩、腿、腰部的柔韧性。

(2)促进血液循环,让血液充分流向内脏和腺体,提高心肺功能,促进身体健康,改善体态,提升平衡力。

(3)可消除腰、腹、腿部的多余脂肪,还有提臀、美背作用。

(4)按摩腹部器官,缓解便秘。提高注意力、耐力、决断力。

(六) 单手撑地拉弓式(左)

动作同上,换腿练习。

（七）侧三角翻身转(右)

1. 动作(见图 5-77)

双脚分开 2—3 个肩宽，右脚打开 90 度，左脚内收朝前，身体朝右脚尖方向，双脚在同一直线上。

吸气，双臂由两侧拉起侧平，拉伸脊柱。

吐气，右膝向前弯曲成弓步，尽量与地面平行，左手撑在右脚内侧，右手向天花板上方拉伸、转身、转头向右。

动作保持，呼吸 3—5 次。

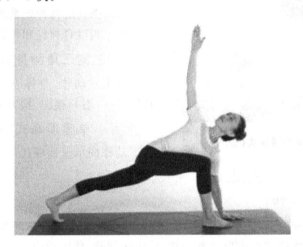

图 5-77　侧三角翻身转(右)

2. 注意

右膝垂直于地面，不超过脚尖，允许后脚跟离地。

尽量让上下臂保持垂直于地面，后背尽量伸展开，不要驼背。

3. 益处

(1) 增强头、颈、腰、背、腹、腿部及膝关节肌肉力量和腰、腿的柔韧性。

(2) 加强脊柱灵活性，消除腰、腹、腿部的多余脂肪。

(3) 按摩腹部器官，缓解便秘。强壮神经系统功能，促进消化。

(4) 促进血液循环，让血液充分流向内脏和腺体。改善体态，提升平衡力。

（八）单腿顶峰式(左)

1. 动作(见图 5-78)

接上一动作，双手放在右脚两侧与肩同宽。

吸气，双手推身体，坐骨向上顶起，右脚收到左脚旁，低头，下巴找前胸。

吐气，后背伸展，左腿向天花板上方举起，双肩找膝关节方向。

保持动作，呼吸 5—8 次。

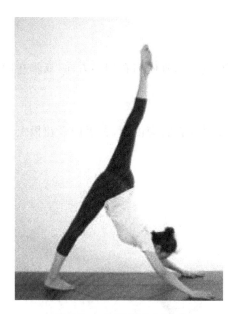

图 5-78　单腿顶峰式(左)

吸气,抬头,左腿放下,右脚跨到两手间。

⭐ 2. 注意

脚后跟尽量踩实不离地,双臂、双腿尽量伸直。

⭐ 3. 益处

(1)增强腰、背、腹部肌肉力量。改善体态,提升平衡力。

(2)可消除腰、腹、背部的多余脂肪。

(3)强壮后背神经系统和心肺功能。

(4)刺激脊神经和肠胃,改善消化系统。

(九) 侧三角翻身转(左)

接上一动作,身体直立,然后动作同侧三角翻身转(右),换腿、换方向练习。

(十) 单腿顶峰式(右)

动作同单腿顶峰式(左),换腿练习。

(十一) 神猴哈努曼式(左)

⭐ 1. 动作(见图 5-79)

接上一动作,右腿向前,左脚向后滑,左大腿放地面,双手放身体两侧。

吸气,双臂从两侧拉起至头顶上方合掌,抬头向前看,伸展后背。

吐气,动作保持,呼吸 5—8 次。

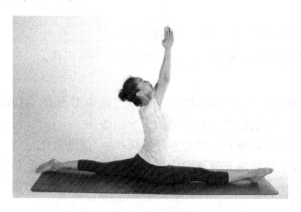

图 5-79　神猴哈努曼式(左)

⭐ 2. 注意

左髂骨尽量向下。

不要耸肩,收紧腰腹。

3. 益处

(1) 增强手臂、腰、背、腿部及膝肌肉力量和腿部柔韧性。

(2) 可消除手臂、腰、背、腿部的多余脂肪。

(3) 促进脊椎的血液循环,强壮后背神经系统功能。

(4) 改善体态,提升平衡力,缓解坐骨神经痛。

(十二) 神猴哈努曼式(左)

动作同上,换腿练习。

(十三) 蛇王式

1. 动作(见图 5-80)

接上一动作,双手放身体两侧,吸气,双手推身体,左腿收到身后与右腿并拢。

吐气,屈肘,身体放下,俯卧,两手撑在胸两侧。

吸气,双臂撑起身体,抬头,双腿后屈,两脚尖触碰头部(或达到承受的最大限度)。

动作保持,呼吸 5—8 次。

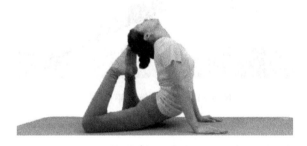

图 5-80　蛇王式

2. 注意

抬腿时,颈、后背、腰协助控制身体平衡。

如果脚尖不能碰到头,可以适当分开双膝。

抬头动作时张嘴吸气,延长吐气时间。

3. 益处

(1) 增强颈、腰、腹、背部及大腿肌群力量和腰、背部的柔韧性,还有健胸、美背作用。

(2) 可消除腰、腹、背、臀、腿部的多余脂肪。

(3) 按摩腹部器官,缓解便秘。

(4) 强壮后背神经系统和心肺功能。

（十四）单腿掌撑侧平衡（右）

⭐ 1. 动作（见图 5-81）

右侧卧，两腿伸直，右手撑在腰旁，保持手、身体、腿在一条直线上，左手抓左脚大拇指。吸气，左手抓着左脚大拇指拉起，右手撑地面推起身体，后背伸展，眼睛平视前方。吐气，动作保持，呼吸 5—8 次。

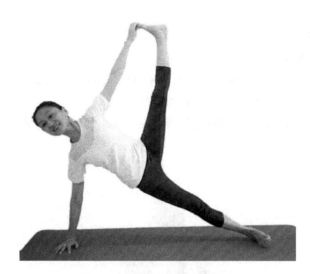

图 5-81　单腿掌撑侧平衡（右）

⭐ 2. 注意

撑起身体时，伸展背部，不能驼背、撅臀，双臂伸直。

右臂垂直于地面。保持右手、右脚在地面支撑，身体其他部位都离开地面。

⭐ 3. 益处

（1）增强全身肌肉力量，提升腿部柔韧性。

（2）可消除手臂、腰、背、腹、腿部的多余脂肪。

（3）强壮后背神经系统和身体平衡系统，促进胃肠蠕动，改善消化功能。

（4）改善体态，提升平衡力。

（十五）单腿掌撑侧平衡（左）

动作同上，换腿练习。

（十六）手肘轮式（右）

⭐ 1. 动作（见图 5-82）

平躺，屈双腿并拢，靠近臀部，双手向后放在头两侧的垫子上，指尖指向双肩的方向。吸气，抬头，前臂肘关节撑地面，用力撑起上半身，耻骨向上抬至极限。

吐气,支撑身体后收腹,将右腿抬起伸直。

动作保持,呼吸 5—8 次。

最后一个吐气,低头,臀部带脊柱缓缓向下。

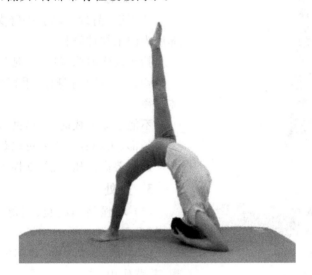

图 5-82　手肘轮式(右)

2. 注意

双肘、双肩用力,后背伸展。

右腿向上伸直带动身体控制平衡。

不能独立完成时,可借助瑜伽辅助器械学习。

3. 益处

(1) 增强手臂、腰、背、臀部及大腿前后肌群力量和腰、腿部的柔韧性。

(2) 可消除腰、背、臀、腿部的多余脂肪。改善体态,提升平衡力。

(3) 强壮后背神经系统和心肺功能,促进胃肠蠕动,改善消化功能。

(4) 刺激骨盆及内脏器官,有助于改善泌尿功能失调和缓解坐骨神经痛,调节月经周期不规律现象。

(5) 此动作逐步让血液流向头部,让脑部慢慢适应增大的血压。

(6) 倒立动作对面部肌肉提升有好处。

(十七) 手肘轮式(左)

动作同上,换腿练习。

(十八) 胸倒立

1. 动作(见图 5-83)

跪姿,双腿分开,上体前倾,双手十指交叉握放于双腿中间的地面上(或支撑在胸两侧)。

吸气,抬右腿向上,同时利用惯性将左腿也向上抬高,身体成弧形,手臂、胸用力支撑身体,慢慢向空中伸直双腿。

吐气,保持动作,呼吸 5—8 次。

⭐ 2. 注意

让下巴、前颈、前胸、手臂支撑地面,腰、背、臀部用力向上拉伸脊柱。

抬头动作时张嘴吸气,延长吐气时间。

腰、背、双腿与身体、手臂共同发力以保持身体平衡。

不能独立完成时,可借助瑜伽辅助器械学习。

颈部、头部有疾患者可以跳过此动作。

此姿势高血压人群、女性生理期应避免。

⭐ 3. 益处

(1)增强腰、背、腹、腿部肌肉力量。改善体态,提升平衡力。

(2)可消除腰、腹、背部的多余脂肪,还有提臀、美背作用。

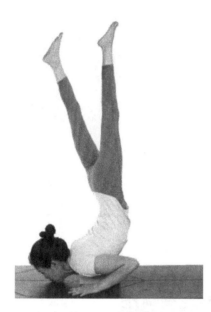

图 5-83 胸倒立

(3)强壮后背神经系统和心肺功能。

(4)清醒大脑,消除因过度紧张导致的失眠、头痛等症状。

(5)刺激脊神经和肠胃,消除胃胀气,调节月经不调,对治疗头痛、痔疮、疝气及泌尿功能失调有一定效果。

(十九)起重机式

⭐ 1. 动作(见图 5-84)

蹲姿,双手体前扶地与肩宽,指尖朝前,将双膝内侧放在上臂上。

吸气,身体前移,抬起脚,躯干进一步向前,抬头。

吐气,保持动作,呼吸 5—8 次。

⭐ 2. 注意

身体前倾,脚趾慢慢离开地面抬起,臀部用力向上,伸展后背。

弯曲双肘,整个身体协调保持平衡。

不能独立完成时,可借助瑜伽辅助器械学习。

此姿势高血压人群、女性生理期应避免。

⭐ 3. 益处

(1)增强手臂、手腕、腰、背、腹、臀、腿部肌肉力量。

(2)可消除手臂、腰、腹、臀、背部的多余脂肪,还有提臀、美背作用。

(3)强壮后背神经系统和心肺功能。

(4)缓解由于地心引力造成的身体器官压迫,清醒大脑,消除因过度紧张导致的失眠、

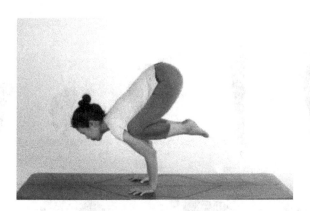

图 5-84 起重机式

头痛等症状。

（5）提升平衡力、专注力和判断力。

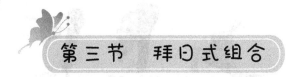

第三节 拜日式组合

一、初级拜日式组合

拜日式也称为太阳致敬式,初级拜日式是瑜伽初级入门的体位练习组合,它强调精神专注与身心合一,做到呼吸与体位、心理的配合,从而起到静心养神的作用。拜日式能够稳定身心、柔软全身、促进血液循环,配合呼吸法,能够让血液中的氧气发挥最大的活化作用,增强身体的抵抗力,使人觉得精力饱满、心情愉快,还具有强化心肺功能的效用。

初级拜日式可作为热身运动,有着暖身作用,一般重复 3—5 遍,练习时一定要保持呼吸顺畅,动作过程中不可以闭气。练习时保持呼吸均匀平稳,逐渐延长吸气和吐气的时间。

（一）动作序列

动作序列如下（见图 5-85）。

（1）首先站立于垫子的前端,两腿并拢,双脚脚尖朝前,挺直腰背,吸气,双手于胸前合掌（序列 1）。

（2）吐气,双臂从两侧打开,于头顶上方合掌（序列 2）。

（3）吸气,抬头,手臂带身体向后（序列 3）。

（4）吐气,手臂带身体向前拉伸,低头,双手放在脚两旁,保持低头吸气吐气（序列 4）。

（5）吸气,双手放在垫子前端,抬头伸展后背,吐气,双手放在脚两侧（序列 5）。

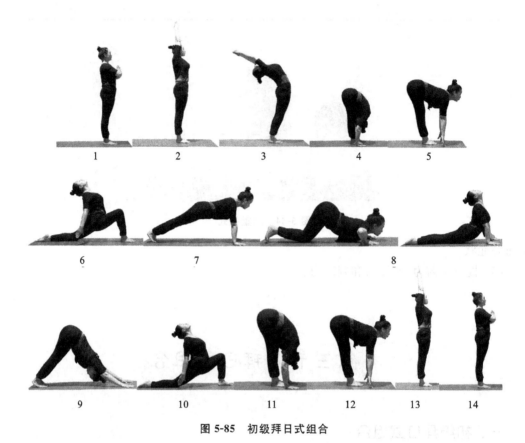

图 5-85　初级拜日式组合

（6）吸气，左脚向后一大步，吐气，后腿膝关节放地面脚背放下，右腿膝关节垂直于脚后跟。吸气，抬头，双手向后拉伸，吐气，保持住平衡（序列 6）。

（7）吸气，双手到脚两侧，后面腿勾脚趾，膝关节离开地面，吐气，右脚并到左脚旁成斜板（序列 7）。

（8）吸气，膝关节慢慢放地面，吐气，屈肘，身体慢慢放下脚背放平。吸气，双手推地面，头抬高，肩关节下沉，吐气，保持住（序列 8）。

（9）吸气，勾脚趾，臀部向上成下犬式，吐气，低头，伸展后背（序列 9）。

（10）吸气，抬头左脚向前跨一大步到两手之间，吐气，后腿膝关节放下脚背放平，左腿膝关节垂直于脚后跟。吸气，抬头，双手向后拉伸，吐气，保持平衡（序列 10）。

（11）吸气，双手到脚两侧，后面勾脚趾膝关节离开，吐气，右脚收回到左脚旁（序列 11）。

（12）吸气，抬头，伸展后背，吐气，低头放松（序列 12）。

（13）吸气，双手从两侧拉起于头顶上方合掌（序列 13）。

（14）吐气，双手合十收回到胸前（序列 14）。回到开头换右边。

（二）注意事项

（1）初级拜日式由 13 个连续动作组成，练习者可依自己的身体状况，如果一呼一吸动作速度太快,可以增加一次呼吸,但呼吸配合的动作不可以颠倒,待每个动作熟练以后恢复正常动作节奏。

(2)在练习的过程中,如果有些动作无法做到,不要太勉强,只要达到身体最大限度也可以产生练习效果。

二、阿斯汤加拜日式 A

阿斯汤加拜日式 A 在初级拜日式的基础上,增加了身体力量性运动,在打通全身血脉的同时,配合呼吸排除体内浊气,运走垃圾,输送营养,刺激神经系统,舒展筋骨,消除疲劳,调整自律神经,让全身血脉通畅,神清气爽。

阿斯汤加拜日式 A 可作为运动锻炼,一般重复 5 遍,动作练习时保持缓慢、有节奏的呼吸,逐渐延长吸气和吐气的时间,注意呼吸配合动作让全身肌肉、韧带得到伸展。

（一）阿斯汤加瑜伽的特征

阿斯汤加瑜伽有着严格的序列,动作的编排是固定的,能够提升手臂、核心和背部的力量,每个体式非常注重动作要求、呼吸和凝视点三要素。

（二）阿斯汤加拜日式 A 与传统拜日式的区别

阿斯汤加拜日式 A 更加注重体式的流畅和轻盈感,加入了跳跃的动作,需要借助身体强大的核心。

（三）阿斯汤加拜日式 A 的意义

体式编排科学合理,加强了身体柔韧和力量的结合,能提升身体的平衡性,最终让身体达到一种愉悦而平静的状态。

（四）阿斯汤加拜日式 A 的动作序列(见图 5-86)

(1)首先站立于垫子的前端,两腿并拢,双脚脚尖朝前,挺直腰背,吸气,双手合掌于胸前(序列 1)。

(2)吐气,双手从两侧打开于头顶上方合掌,吸气,向上做一次脊柱伸展(序列 2)。

(3)吐气,手臂带身体向前拉伸,头低下,双手放在脚两侧保持住,做一次吸气吐气(序列 3)。

(4)吸气,双手放在垫子前端,抬头伸展后背,吐气,双手放在脚两侧,头低下(序列 4)。

(5)吸气,双脚向后跳一步,保持斜板(序列 5)。

(6)吐气,抬头,屈肘向下俯撑(序列 6)。

(7)吸气,下巴引领身体贴垫向前滑动,翻脚掌,脚背着地,双臂用力支撑起上半身成上犬式,除双手、脚背着地,其他身体部位离开地面。吐气,保持住平衡(序列 7)。

(8)吸气,臀部向上,脚背翻脚掌,低头成下犬式,吐气,后背伸展保持住(序列 8)。

(9)吸气,抬头,双脚向前跳,吐气(序列 9)。

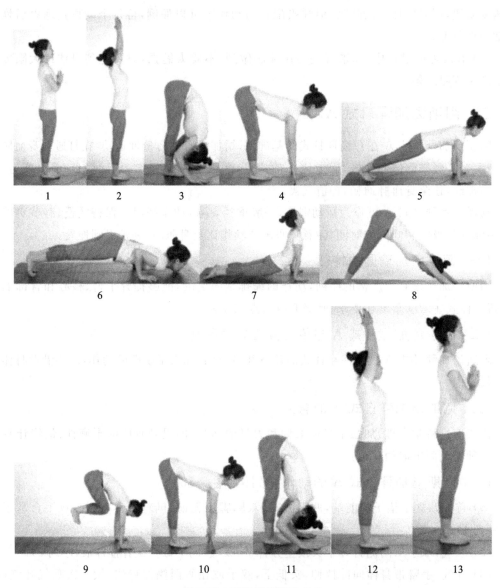

图 5-86 阿斯汤加拜日式 A

（10）吸气，抬头伸展后背（序列 10）。

（11）低头，吐气，保持住（序列 11）。

（12）吸气，双臂从两侧拉起，于头顶上方合掌（序列 12）。

（13）吐气，双手合十收回到胸前（序列 13）。

注意：尽量呼吸慢一点，这样不会觉得做动作特别急促。

三、阿斯汤加拜日式 B

阿斯汤加拜日式 B 在 A 的基础上增加了战斗式动作,运动量加大,在打通全身血脉的同时,配合呼吸排出体内浊气,运走垃圾,输送营养。阿斯汤加拜日式 B 的锻炼还能刺激脑、脏器、神经与腺体等生理组织,预防慢性疾病,调理内分泌系统疾病,以及对形体修饰有一定作用,帮助皮肤组织保持紧实、平滑,进而促进个体心理、生理健康。

阿斯汤加拜日式 B 可作为运动锻炼,一般重复 5 遍,动作练习时保持缓慢、有节奏的呼吸,逐渐延长吸气和吐气的时间,注意呼吸配合动作让全身肌肉、韧带得到伸展,在提高运动能力的同时提升机体的修复能力。

(一)阿斯汤加拜日式 B 与阿斯汤加拜日式 A 的区别

阿斯汤加拜日式 B 与阿斯汤加拜日式 A 相比,除了对动作要求、呼吸和凝视点的关注,加入了一些需要更多核心力量和腿部力量的练习,强度相对阿斯汤加拜日式 A 更大,充分调动身体的内在能量,唤醒深层肌肉活力。

(二)阿斯汤加拜日式 B 的意义

给身体带来更多的能量和力量,编排科学合理,通过练习,使肺部完全打开,血液全面充氧,把身体的每个细胞都调动起来,为之后固定编排的阿斯汤加体式做好预热准备,更好地预防身体伤害。

(三)阿斯汤加拜日式 B 的动作序列(见图 5-87)

(1)首先站立于垫子的前端,两腿并拢,双脚脚尖朝前,挺直腰背,吸气,双手胸前于合掌(序列 1)。

(2)吸气,双手从两侧打开到头顶,屈膝成幻椅式,吐气,抬头看前方(序列 2)。

(3)吸气,手臂向上伸展,伸直双腿,手臂上伸,手臂带身体向前拉伸,头低下,双手放在脚两侧保持住,做一次吸气吐气(序列 3)。

(4)吸气,抬头伸展后背,吐气,双手放在脚两侧,头低下(序列 4)。

(5)吸气,双脚向后跳一步,保持斜板(序列 5)。

(6)吐气,抬头,屈肘向下俯撑(序列 6)。

(7)吸气,下巴引领身体贴垫向前滑动,翻脚掌,脚背着地,双臂用力支撑起上半身成上犬式,除双手、脚背着地,其他身体部位离开地面。吐气,保持住平衡(序列 7)。

(8)吸气,臀部向上,脚背翻脚掌,低头成下犬式,吐气,后背伸展保持住(序列 8)。

(9)吸气,左脚向前一小步,右脚向前跨一大步到两手之间,吐气,起身(序列 9)。

(10)吸气,双手从两侧打开于头顶上方合掌,吐气,前腿弯曲成战斗一式(序列 10)。

(11)吸气,腿伸直,吐气,双手放在脚两旁,吸气,右脚退到左脚旁成斜板(序列 11)。

(12)吐气,抬头,屈肘向下俯撑(序列 12)。

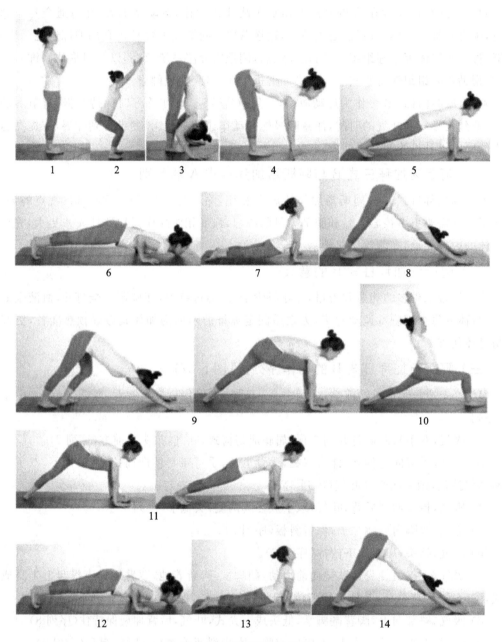

图 5-87　阿斯汤加拜日式 B

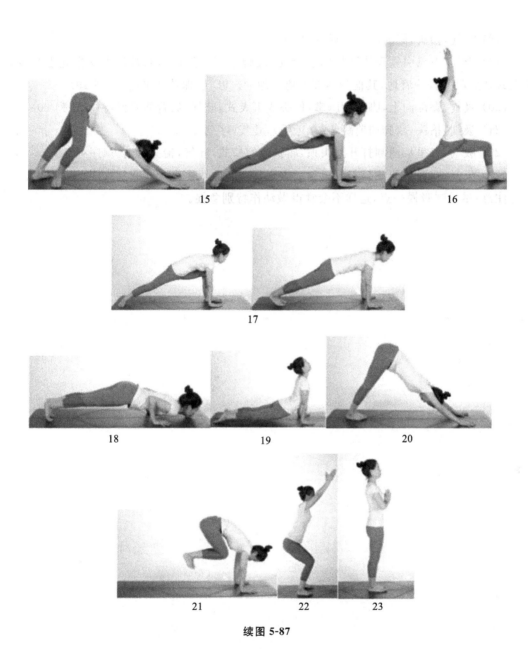

15 16

17

18 19 20

21 22 23

续图 5-87

（13）吸气，下巴引领身体贴垫向前滑动，翻脚掌，脚背着地，双臂用力支撑起上半身成上犬式，除双手、脚背着地，其他身体部位离开地面。吐气，保持住平衡（序列 13）。

（14）吸气，臀部向上，脚背翻脚掌，低头成下犬式，吐气，后背伸展保持住（序列 14）。

（15）吸气，右脚向前一小步，左脚向前跨一大步到两手之间，吐气起身（序列 15）。

（16）吸气，双手从两侧打开于头顶上方合掌，吐气，前腿弯曲成战斗一式（序列 16）。

（17）吸气，腿伸直，吐气，双手放在脚两旁，吸气，右脚退到左脚旁成斜板（序列 17）。

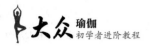

（18）吐气，抬头，屈肘向下俯撑（序列18）。

（19）吸气，下巴引领身体贴垫向前滑动，翻脚掌，脚背着地，双臂用力支撑起上半身成上犬式，除双手、脚背着地，其他身体部位离开地面。吐气，保持住平衡（序列19）。

（20）吸气，臀部向上，脚背翻脚掌，低头成下犬式，吐气，后背伸展保持住（序列20）。

（21）吸气，抬头，双脚向前跳（或靠近手），吐气（序列21）。

（22）吸气，双手从两侧打开到头顶，屈膝成幻椅式，吐气，抬头看前方（序列22）。

（23）吸气，双臂从两侧拉起至头顶上方合掌，吐气，双手合十收回到胸前（序列23）。

注意：尽量呼吸慢一点，这样不会觉得做动作特别急促。

第六章

双 人 瑜 伽

　　"双人瑜伽"，顾名思义就是由 2 个人共同参与练习，相互之间通过呼吸和动作的协调、互借对方能量、同心协力、相互默契地完成各种瑜伽体式动作。双人瑜伽打破了传统单人瑜伽的"自我感觉"，更加注重与对方一起分享和交流练习的过程。两人通过相互配合、协作、适应，到最后的彼此信任，进行一场心灵深处交流，更好地促进情感。

　　从本质上说，它和单人瑜伽是一样的，只是更强调两个人共同协作，完成一些单人无法进行或比较难实现的瑜伽动作。双人瑜伽不仅是力与美的结合，更能刺激身体深层的筋骨、肌肉、内脏、神经各部分，同时达到修正不良姿势、矫正异常脊椎、强壮体魄的目的，还可以通过瑜伽呼吸法将氧气送到每个神经和细胞，激活整个身体系统，以平衡身体机能。

　　心理学家发现，和朋友一起运动比一个人单独做运动更容易感到轻松和愉快。双人瑜伽，可以是由同性朋友，也可以是情侣、夫妻来进行，还有就是亲子瑜伽。和你的爱人一起练习，会使爱情的力量更加坚固；和你的朋友一起练习，会使你们的关系更加密切；和你的家人一起练习，会让你们彼此的理解更加深入。在双人体式中找寻平衡，将自己毫无保留地交给对方，让彼此共同在瑜伽中进步、信任，让你们在互相鼓励和支持下更加心有灵犀，让瑜伽带给你们更美好的生活。

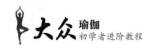

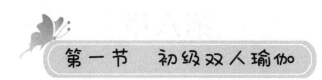
第一节 初级双人瑜伽

初级双人瑜伽体式较简单,适合绝大多数初学者练习,同时还能帮助初学者更好地提高体式水平,在一些单人体式中无法自我完成的,在双人中能很好地体会到体式的锻炼部位与过程。练习时,讲究两人之间的默契度,如果默契不好,很容易扭伤,所以在练习双人瑜伽前,应与搭档沟通好,这样才能在练习中感受强大的能量交集与聚积以及运动的乐趣。

一、背靠背脊柱扭转

练习方法如下(见图 6-1)。

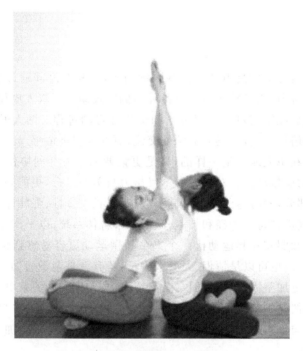

图 6-1 背靠背脊柱扭转

(1)背对背简易坐,注意臀部、后背尽量贴紧。

(2)吸气,双臂两侧打开;吐气,同时向右转。

(3)右小臂放对方的左大腿上,左臂向上伸展,转头向上看。

(4)动作保持,5—8 次呼吸。

(5)吸气返回,吐气换另一侧练习。

二、并排脊柱扭转

练习方法如下（见图 6-2）。

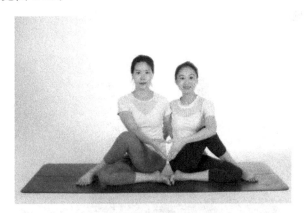

图 6-2 并排脊柱扭转

（1）两人并排坐，外侧腿屈膝在下，内侧腿屈膝在上，踩在外侧腿的外侧。

（2）手臂前方合掌，注意肘关节靠在立起大腿的外侧，另一侧手臂放于身后。

（3）保持脊柱正直不驼背，5—8 次呼吸。

（4）换另一侧练习。

三、双人脊柱半扭转

练习方法如下（见图 6-3）。

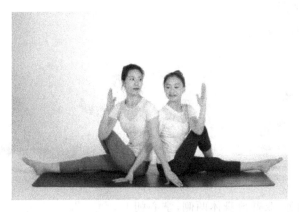

图 6-3 双人脊柱半扭转

（1）背对背长坐，两人对称腿踩在另一腿的外侧，膝盖朝上，脚尽量靠近臀部。

（2）吸气，双臂从两侧打开；吐气，同时朝腿在上的方向转 90 度。

（3）转身，相近的手臂交叉放对方臀部前面，另一侧肘关节靠在大腿外侧，指尖朝上。

（4）保持脊柱正直不驼背，5—8 次呼吸。

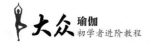

（5）吸气返回，吐气，换另一侧练习。

四、反手拉脊柱扭转

练习方法如下（见图6-4）。

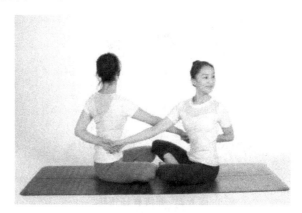

图6-4　反手拉脊柱扭转

（1）面对面简易坐，后背直立。

（2）吸气，同时向左转；同时伸出右臂，吐气，左手从身后绕过握对方的右手。

（3）转头向左，靠手臂的拉伸力让身体尽量转到90度。

（4）动作保持，5—8次呼吸。

（5）吸气返回，吐气，换另一侧。

五、拉马前行式

练习方法如下（见图6-5）。

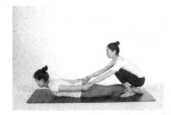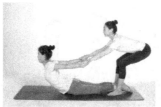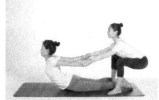

图6-5　拉马前行式

（1）下面的人俯卧，双臂放身体两侧，掌心朝上。

（2）上面的人：

第1步，分腿站在下面人的脚踝处；

第2步，蹲下，握住下面人的手腕处，大拇指握内侧，小指握外侧，其他三指在前臂上，为的是拉的过程中不会造成手腕脱臼；

第3步，拉起下面人的身体。

第 4 步,上面的人成幻椅式下蹲,尽量将下面的人往后拉,注意膝关节弯曲不超过脚尖,下面的人抬头,上半身离地(或到极限),注意收紧肩胛骨。

(3) 动作保持,5—8 次呼吸。

(4) 注意下面的人张嘴吐气,两人保持手臂伸直。

(5) 返回的时候,上面的人先蹲下让下面的人的身体、手臂慢慢放下。

(6) 相互交换练习。

六、鲤鱼跃龙门

练习方法如下(见图 6-6)。

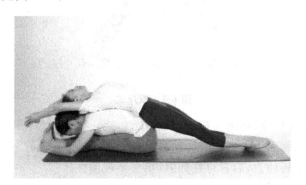

图 6-6　鲤鱼跃龙门

(1) 下面的人先长坐姿前屈,保持好,头放松下去,注意放松吐气。

(2) 上面的人:

第 1 步,双手扶在对方腰的两侧;

第 2 步,尾椎靠在自己的手旁边;

第 3 步,抬头,上身往后躺下去,注意一定要控制好平衡后再做下一步;

第 4 步,两腿并拢往前伸;

第 5 步,吸气,双手从两侧拉出到天花板方向,合掌,先保持平衡,吐气,双手往后放松,与对方的手拉上(或到极限)。

(3) 动作保持,5—8 次呼吸。

(4) 注意下面的人一定要吐气,上面的人张嘴吐气,保持手臂伸直。

(5) 返回的时候:

第 1 步,双手先拉起到天花板方向;

第 2 步,双手打开放到腰间,控制好平衡;

第 3 步,收腿;

第 4 步,起身完成。

(6) 相互交换练习。

七、双船式

练习方法如下(见图 6-7)。

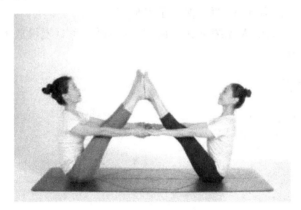

图 6-7　双船式

（1）面对面并腿屈膝坐，距离一腿长，双手拉好，两人脚底相对。

（2）吸气，两人双腿向上伸展；吐气，保持。

（3）注意双臂、双腿伸直，后背脊柱伸展，抬头平视前方。

（4）动作保持，5—8 次呼吸。

（5）结束时，腿先放下再松开手。

八、双人门闩式

练习方法如下(见图 6-8)。

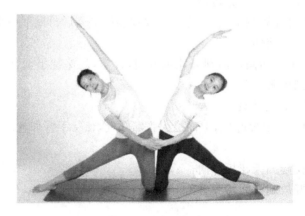

图 6-8　双人门闩式

（1）两人对称做门闩式，屈膝的两腿尽量靠紧，两人保持脚后跟、膝都在一条线上。

（2）吸气，两人外侧手拉上；吐气，内侧手臂向外侧打开靠近耳旁，两人转头对视。

（3）注意外侧腿伸直,脚尖朝外,后背脊柱伸展、不驼背。

（4）动作保持,5—8 次呼吸。

（5）换另一方向练习。

九、高位双新月

练习方法如下(见图 6-9)。

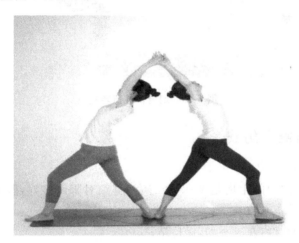

图 6-9　高位双新月

（1）背对背站立,两人后面两脚外侧贴紧。

（2）吸气,双臂从两侧打开至头顶合掌;吐气,同时向后拉伸。

（3）注意前腿屈膝不过脚尖,保持小腿垂直于地面,两人向后拉伸时尽量让指尖相靠。

（4）动作保持,5—8 次呼吸。

（5）吸气返回,换另一腿练习。

十、幻椅脊柱扭转式

练习方法如下(见图 6-10)。

（1）面对面站立,保持两臂距离。

（2）吸气,右手抓对方手腕处,大拇指握内侧,小指握外侧,其他三指在前臂上,为的是拉的过程中不会造成手腕脱臼。

（3）吐气,屈膝下蹲,同时身体向左转身扭转脊柱,左臂向侧屈肘打开。

（4）注意屈膝不过脚尖,保持小腿垂直于地面,尽量下蹲到大腿与地面平行。

（5）动作保持,5—8 次呼吸。

（6）吸气,吐气,手臂放下。

（7）换另一方向练习。

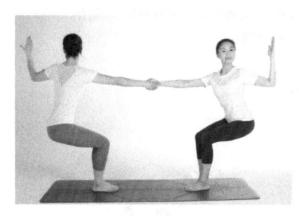

图 6-10 幻椅脊柱扭转式

十一、背对背侧三角式

练习方法如下（见图 6-11）。

（1）背对背站好，两腿的距离是 2—3 个肩宽，脚跟对脚跟靠好，脚趾尖内收朝前，臀部和后背贴好。

（2）右脚尖打开 90 度，左脚不动，保持站稳。

（3）吸气，双手打开到两侧，吐气，双臂带身体向右下方，右手扶膝关节（或脚踝），左手向上伸，抬头，转向天花板方向。

（4）动作保持，5—8 次呼吸。

（5）吸气，身体起，后背先贴好，吐气，手放下，把脚转回来。

（6）换方向练习。

十二、双人三角式

练习方法如下（见图 6-12）。

（1）前后贴紧站好，两腿的距离是 2—3 个肩宽，前面的人右脚尖打开 90 度，左脚趾尖内收朝前，保持站稳；后面的人左脚尖打开 90 度，右脚趾内收朝前，保持站稳。

（2）吸气，双手打开到两侧，前面的人吐气，双臂带身体向右，右手扶膝关节（或脚踝），左手向上伸，抬头，转向天花板上方；后面的人双臂带身体向左，左手扶膝关节（或脚踝），右手向上伸，抬头，转向天花板上方。

（3）动作保持，5—8 次呼吸。

（4）吸气，身体起，吐气，手放下，把脚转回来。

（5）换方向练习。

十三、双人树式

练习方法如下（见图 6-13）。

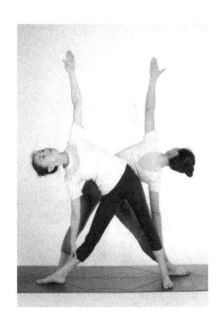
图 6-11　背对背侧三角式

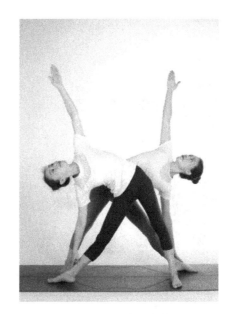
图 6-12　双人三角式

（1）两人贴紧站好,两人内侧手臂向上伸直,交握合掌。

（2）吸气,重心稍移至内侧脚,外侧手抓脚踝贴在大腿内侧,膝盖向外,脚趾向下。

（3）吐气,外侧手智慧手放外侧膝关节上,目光凝视前方,集中注意力,保持平衡。

（4）动作保持,5—8 次呼吸。

（5）结束时先把脚放下再放手。

（6）换腿练习。

十四、双人反身树式

练习方法如下（见图 6-14）。

（1）两人相对并排贴紧站好,两人内侧手臂向上伸直,交握合掌。

（2）吸气,重心稍移至内侧脚,外侧手抓脚踝贴在大腿内侧,膝盖向外,脚趾向下。

（3）吐气,将外侧手从身后绕过与对方手指拉住,目光凝视前方或转头向右,集中注意力,保持平衡。

（4）动作保持,5—8 次呼吸。

（5）结束时先把脚放下再放手。

（6）换腿练习。

十五、双人舞蹈式

练习方式如下（见图 6-15）。

（1）面对面并拢腿站好,保持一臂半距离,各自的左脚与对方的右脚相对。

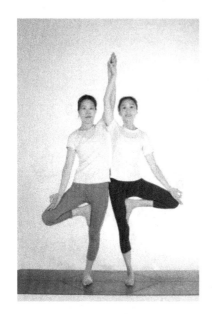

图 6-13　双人树式

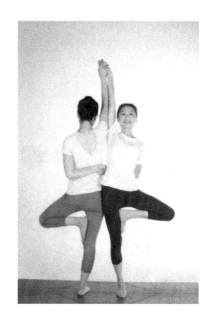

图 6-14　双人反身树式

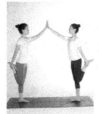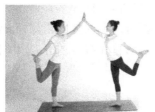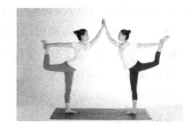

图 6-15　双人舞蹈式

（2）重心转移对称腿上，保持平衡，各自伸出一只手，两人的手相对推上去。

（3）吸气，起另一侧的腿，拉脚背或脚踝，保持平衡。

（4）吐气，腿慢慢地抬起，膝关节抬高（或到极限），抬头看上方的手。

（5）动作保持，呼吸 5—8 次。

（6）换腿练习。

十六、双战斗三式

练习方式如下（见图 6-16）。

（1）面对面并拢腿站好，保持一臂半距离，各自的左脚与对方的右脚相对。

（2）重心转移对称腿上，保持平衡。

（3）吸气，双臂由两侧抬起至头顶上方合掌。

（4）吐气，手臂夹耳带身体向前拉伸至水平位，另一腿向后抬起至水平位。

（5）注意平衡不好时可以双臂搭在一起，平衡好时再分开一些距离，只需要搭手就好。

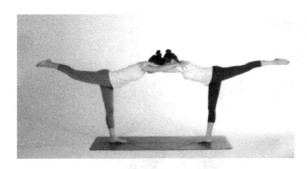

图 6-16　双战斗三式

（6）动作保持，呼吸 5—8 次。

（7）换腿练习。

十七、门闩舞蹈式

练习方法如下（见图 6-17）。

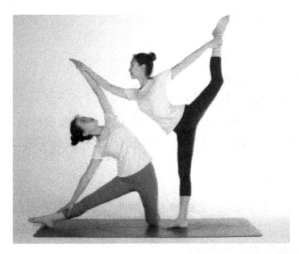

图 6-17　门闩舞蹈式

（1）一人做门闩式动作，屈左膝，右腿外侧打开，吸气，右臂放右膝（或右脚踝）上；吐气，左臂上伸。

（2）另一人站好做舞蹈式动作，吸气，左手抓左脚背向后拉起；吐气，右手推对方的左手。

（3）注意门闩式屈膝大腿垂直于地面，脚背放地面上。

（4）动作保持，5—8 次呼吸。

（5）吸气返回，换腿交换练习。

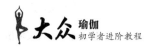
十八、下犬迎半月式

练习方法如下（见图 6-18）。

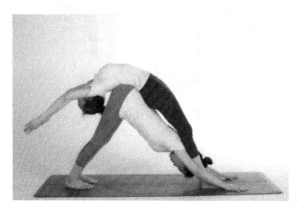

图 6-18　下犬迎半月式

（1）下面的人做下犬式，保持好。

（2）上面的人：

第 1 步，背对站在下面人头顶前方；

第 2 步，双手扶在对方的腰两侧；

第 3 步，尾椎靠在自己的手旁边；

第 4 步，抬头，上身往下后躺下去，注意一定要控制好平衡后再做下一步；

第 5 步，吸气，双手从两侧拉出到天花板方向，合掌，先保持平衡，吐气，双手往后放松拉伸或到极限。

（3）动作保持，5—8 次呼吸。

（4）注意下面的人一定要吐气，上面的人张嘴吐气，保持手臂伸直。

（5）返回的时候：

第 1 步，双手先拉起到天花板方向；

第 2 步，双手打开放到腰间，控制好平衡；

第 3 步，起身完成。

（6）相互交换练习。

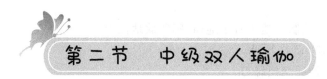

第二节　中级双人瑜伽

中级双人瑜伽体式在柔韧性、平衡性、力量性等方面都增加了难度，所以在练习前应确定自身能力,下面为大家详细介绍锻炼的步骤和方法。

一、下犬迎骆驼

练习方法如下(见图 6-19)。

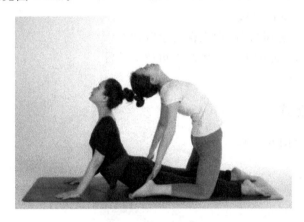

图 6-19 下犬迎骆驼

(1)下面的人俯卧,双手放于胸两侧,推地面成上犬式。

(2)上面的人背对分腿跪立于下面人的双膝两侧,向后弯腰做骆驼式。

(3)动作保持,5—8 次呼吸。

(4)注意张嘴吐气,两人保持手臂伸直,上面人的大腿与地面垂直。

(5)相互交换练习。

二、骆驼寻蝗虫

练习方法如下(见图 6-20)。

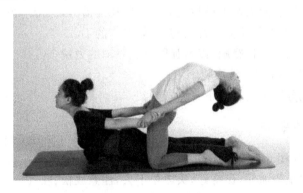

图 6-20 骆驼寻蝗虫

(1)下面的人俯卧,双臂放身体两侧,掌心朝上。

(2)上面的人:

第 1 步,分腿跪在下面人的双膝两侧,脚背放于地面;

第 2 步,注意上下的人都握住对方手腕处,大拇指握内侧,小指握外侧,其他三指在前臂上,为的是拉的过程中不会造成手腕脱臼;

第 3 步,向后下腰拉起下面人的身体,注意大腿与地面垂直。

(3) 动作保持,5—8 次呼吸。

(4) 注意下面的人张嘴吐气,两人保持手臂伸直。

(5) 返回的时候,上面的人先身体起来再放下手臂。

(6) 相互交换练习。

三、双肩倒立式

练习方式如下(见图 6-21)。

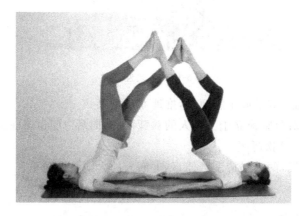

图 6-21　双肩倒立式

(1) 面对面坐好,尽量靠近,收大腿到胸口,两人脚底相对。

(2) 吸气,相互蹬腿,向后躺下做肩倒立,脚、腿相互借力,保持平衡。

(3) 吐气,臀部向上顶起拉伸腰背,相互握好对方的手。

(4) 动作保持或相互交换蹬腿,以增强腰、腹、腿部的力量。

(5) 动作保持,5—8 次呼吸,换腿练习。

(6) 结束时脚先分开再自行放下身体,起身。

四、前屈仰卧举腿

练习方法如下(见图 6-22)。

(1) 下面的人先坐姿前屈,保持好,头放松下去,注意放松、吐气。

(2) 上面的人:

第 1 步,双手扶在对方的腰两侧;

第 2 步,尾椎靠在自己的手旁边;

第 3 步,抬头,上身往下后躺下去,注意一定要控制好平衡后再做下一步;

第 4 步,两腿并拢往前伸;

第 5 步,吸气,双手从两侧拉出到天花板方向,合掌,先保持平衡,吐气,双手往后放松与对方的手拉上(或到极限);

第 6 步,慢慢向上抬起双腿。

(3)动作保持,5—8 次呼吸。

(4)注意下面的人一定要吐气,上面的人张嘴吐气,保持手臂伸直。

(5)返回的时候:

第 1 步,先慢慢放下双腿;

第 2 步,双手先拉起到天花板方向,再打开放到腰间,控制好平衡;

第 3 步,收腿;

第 4 步,起身完成。

(6)相互交换练习。

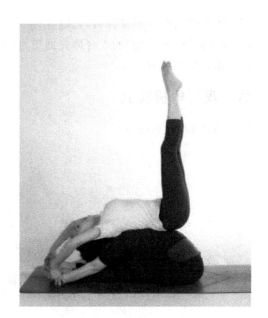

图 6-22　前屈仰卧举腿

五、拉马刹车式

练习方法如下(见图 6-23)。

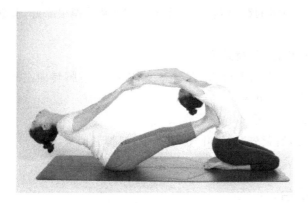

图 6-23　拉马刹车式

(1)前面一人金刚坐。

(2)后面一人长坐在身后,与前面的人保持一腿长的距离。

(3)前面的人抬头向后伸臂到极限,掌心朝上。

(4)后面的人握前面人的手腕处,大拇指握内侧,小指握外侧,其他三指在前臂上,为的是拉的过程中不会造成手腕脱臼,双脚放在肩胛骨中的胸椎处。

(5)后面的人做鱼伸展式拉前面的人向后,两人保持身体平衡。

(6)动作保持,5—8 次呼吸。

（7）注意两人保持手臂伸直，张嘴吐气。

（8）返回的时候，后面的人身体先回正，放下腿，再松开双手。

（9）相互交换练习。

六、双三角扭转式

练习方法如下（见图6-24）。

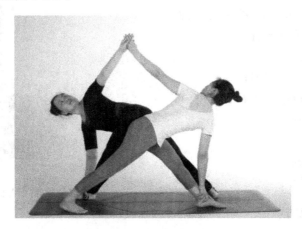

图 6-24 双三角扭转式

（1）背对背站好，两腿的距离是 2—3 个肩宽，脚跟对脚跟靠好，脚趾尖内收朝前，臀部和后背贴好。

（2）左脚尖打开 90 度，保持站稳。

（3）吸气，双手打开到两侧，吐气，双臂带身体左转，右脚转向左脚方向，右手放到左脚上，左手向上与对方的指尖相碰，抬头看左手。

（4）动作保持，5—8 次呼吸。

（5）吸气，身体起，后背先贴好，吐气，手放下，把脚转回来。

（6）换方向练习。

七、上下犬重合

练习方法如下（见图6-25）。

（1）下面的人做下犬式，保持好。

（2）上面的人两腿并拢站在下面人的两手之间：

第 1 步，将两手放在自己的脚前方；

第 2 步，双手撑地依次把腿放到下面人的腰背尾椎上，双手移动到之前脚站的位置；

第 3 步，抬头、塌腰、双腿并拢向后伸，让自己的腹部贴到对方的腰椎上，保持好平衡。

（3）动作保持，5—8 次呼吸。

（4）注意下面的人一定要吐气，上面的人张嘴吐气，保持手臂伸直。

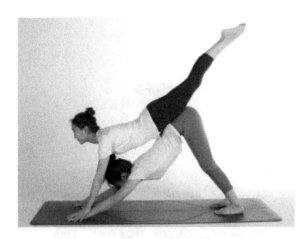

图 6-25 上下犬重合

（5）返回的时候，上面的人：

第 1 步，手往前移动，让大腿放到下面人的腰椎上；

第 2 步，低头，臀部向上顶起；

第 3 步，依次收腿到自己两手间；

第 4 步，起身完成。

（6）相互交换练习。

八、背靠背幻椅式

练习方法如下（见图 6-26）。

（1）背靠背站立，两人双臂环绕交握。

（2）一人往前走让另一人屈膝下蹲；之后走的人也蹲下。

（3）注意前腿屈膝不过脚尖，保持小腿垂直于地面，尽量下蹲到大腿与地面平行。

（4）动作保持，5—8 次呼吸。

（5）吸气，慢慢伸直腿，向对方后退。

九、奔月式

练习方法如下（见图 6-27）。

（1）两人并排贴紧站好，两人内侧脚外侧面贴紧。

（2）吸气，两人内侧手拉好，一人拉外侧脚成树式，之后两人外侧手上方与对方手拉好。

（3）吐气，不做树式的一人向侧跨一步成侧弓步，身体侧拉伸，膝盖弯曲不超过脚尖；做树式的人身体也向外倾斜。

（4）注意做侧弓步的人先向外，保持站稳后，做树式的人再向外倾斜拉伸。

（5）动作保持，5—8 次呼吸。

（6）吸气，返回，交换练习。

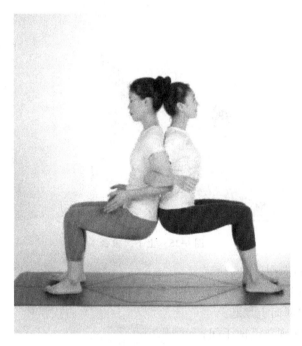

图 6-26　背靠背幻椅式

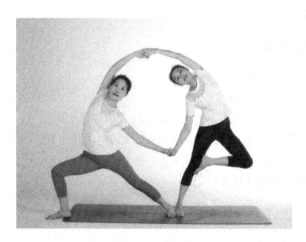

图 6-27　奔月式

十、低位双新月

练习方法如下（见图 6-28）。

（1）背对背做低位新月动作，保持一腿长距离。

（2）吸气，双臂从两侧打开至头顶；吐气，同时向后拉伸。

（3）注意前腿屈膝不过脚尖，保持小腿垂直于地面，后腿脚背放于地面，两手可握也可

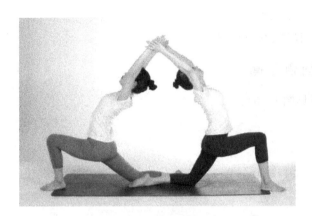

图 6-28 低位双新月

交叉向下。

（4）动作保持,5—8 次呼吸。

（5）吸气,返回,换另一腿练习。

十一、舞蹈新月式

练习方法如下（见图 6-29）。

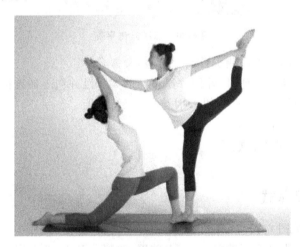

图 6-29 舞蹈新月式

（1）两人面对面,距离由两人的柔韧程度调整。

（2）一人做低位新月动作,吸气,双臂从两侧打开至头顶;吐气,向后拉伸。

（3）一人做舞蹈式动作,吸气,抓脚背向后拉起;吐气,前面的手臂去触摸另一人的双手。

（4）注意做低位新月式人的前腿屈膝不过脚尖,保持小腿垂直于地面,后腿脚背放于地面。

（5）动作保持，5—8 次呼吸。

（6）吸气，返回，换腿、交换练习。

十二、抓脚趾侧平衡

练习方法如下（见图 6-30）。

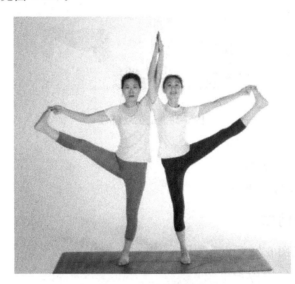

图 6-30　抓脚趾侧平衡

（1）两人并排站好，两人内侧手臂向上伸直，交握合掌。

（2）吸气，重心稍移至内侧脚，外侧手抓自己的大脚趾并向上伸直抬高腿。

（3）吐气，保持，目光凝视前方，集中注意力，保持平衡。

（4）动作保持，5—8 次呼吸。

（5）结束时先把脚放下再放手。

（6）换腿练习。

十三、前屈起飞式

练习方法如下（见图 6-31）。

（1）背对背站好，臀部和后背贴好，一人前屈，两腿分开 1—2 个肩宽，另一人并腿站好。

（2）两人双手上方交握好。

（3）吸气，下面的人身体向前拉到水平，上面的人借惯性将身体向后躺在下面人的身上，同时把一腿抬起到水平，另一腿向上吸腿，保持身体平衡。

（4）注意下面的人保持后背脊柱伸直，上面的人后背紧贴下面人的后背上，抬头，让肩也与对方的肩贴合。

（5）动作保持，5—8 次呼吸，交换腿。

（6）吸气，身体起，腿落地站稳后，吐气，手放下。

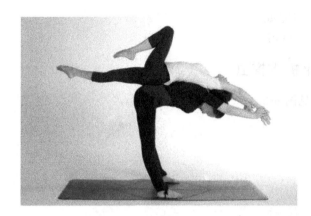

图 6-31　前屈起飞式

（7）交换练习。

十四、下犬半倒立式

练习方法如下（见图 6-32）。

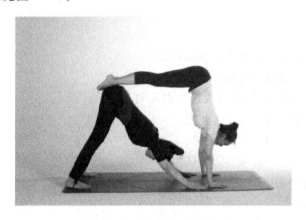

图 6-32　下犬半倒立式

（1）两人前后站立,后面的人先做下犬式,保持好。

（2）前面的人:

第 1 步,站在后面人的双手前方;

第 2 步,双手放在自己的脚两旁;

第 3 步,双手撑地,依次把腿放到后面人的臀部上,双腿并拢伸直;

第 4 步,低头,臀部骶骨向上顶起,伸直整个后背,保持好平衡。

（3）动作保持,5—8 次呼吸。

（4）注意保持好呼吸,手臂伸直,后背伸展开。

（5）返回的时候:

第 1 步,前面人先依次收腿落地;

第 2 步,抬头,起身完成。

（6）前后相互交换练习。

🪷 十五、手推平板支撑式

练习方法如下（见图 6-33）。

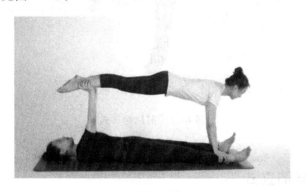

图 6-33 手推平板支撑式

（1）下面的人仰卧。

（2）上面的人：

第 1 步,背对分腿站在下面人的双膝两侧；

第 2 步,双手撑在下面人的脚踝处；

第 3 步,两腿依次抬起,将脚踝放在下面人的手心里。

（3）下面的人双臂用力向上推,伸直。

（4）上面的人保持在上的平板支撑。

（5）动作保持,5—8 次呼吸。

（6）注意保持好呼吸,手臂伸直,后背伸展开。

（7）返回的时候：

第 1 步,上面的人先依次收腿落地；

第 2 步,抬头,起身完成。

（8）相互交换练习。

🪷 十六、仰卧起飞式

练习方法如下（见图 6-34）。

（1）下面的人仰卧,双臂向上伸直,两腿伸直,脚底朝上。

（2）上面的人：

第 1 步,面对面分腿站在下面人的臀部后方；

第 2 步,身体前倾,双手撑在下面人的双手上。

（3）下面的人：

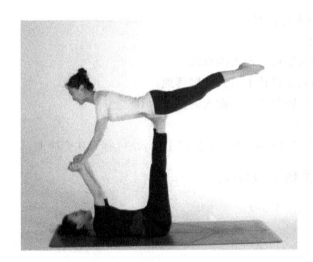

图 6-34 仰卧起飞式

第 1 步，蹬在上面人的髋骨两侧；

第 2 步，两腿用力向上蹬，伸直。

（4）上面的人抬头，后背、大腿用力将双腿抬起至与地面平行，保持身体平衡。

（5）动作保持，5—8 次呼吸。

（6）注意保持好呼吸，手臂伸直、后背伸展开。

（7）返回的时候：

第 1 步，下面的人先屈膝；

第 2 步，上面的人收腿落地；

第 3 步，起身完成。

（8）相互交换练习。

十七、手脚支撑坐佛式

练习方法如下（见图 6-35）。

（1）下面的人仰卧，两腿上举微屈膝，脚底朝上。

（2）上面的人面对下面的人：

第 1 步，分腿站在下面人的腰两侧，反手抓住下面人的脚踝处；

第 2 步，坐在下面人的脚底上；

第 3 步，两脚依次放在下面人的手心里。

（3）下面的人：

第 1 步，两腿用力向上蹬，伸直；

第 2 步，手臂向上推，伸直。

（4）吸气，上面的人两臂由两侧拉起至头顶上方合掌，吐气，保持。

（5）动作保持，5—8 次呼吸。

（6）注意下面的人保持好呼吸。

（7）返回的时候：

第1步，上面的人手扶下面人的脚踝；

第2步，下面的人屈臂让上面人的脚落地；

第3步，上面人的臀部离开下面人的脚起身。

（8）相互交换练习。

（9）不能自行完成的时候，可靠墙借墙上去，也可有人在旁协助。

十八、仰卧屈膝站立山式

练习方法如下（见图 6-36）。

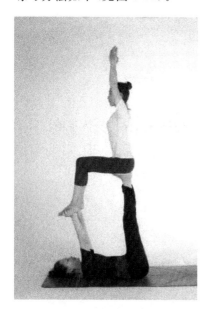

图 6-35　手脚支撑坐佛式

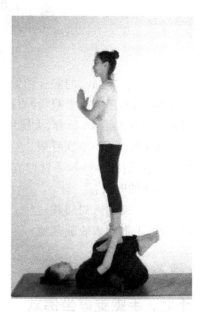

图 6-36　仰卧屈膝站立山式

（1）下面的人仰卧、屈膝于胸前。

（2）上面的人面对下面的人：

第1步，分腿站在下面人的腰两侧，蹲下，双手扶下面人的手；

第2步，依次站到下面人的小腿胫骨上，站稳后，下面的人抓上面人的脚踝；

第3步，抬头，上身保持直立，控制好平衡；

第4步，慢慢直立身体；

第5步，眼睛平视前方，双手合掌于胸前。

（3）动作保持，5—8 次呼吸。

（4）注意下面的人保持好呼吸，一直抓住对方的脚踝，如果失去平衡立即放手。

（5）返回的时候：

第 1 步，上面的人先慢慢蹲下；

第 2 步，双手扶下面人的手；

第 3 步，脚依次落地。

（6）相互交换练习。

（7）不能自行完成的时候，可靠墙借墙上去，也可有人在旁协助。

十九、仰卧分腿肩倒立式

练习方法如下（见图 6-37）。

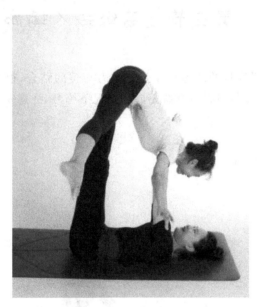

图 6-37　仰卧分腿肩倒立式

（1）下面的人仰卧、屈膝于胸前，双臂向上举起。

（2）上面的人面对下面人：

第 1 步，站在下面人的臀部后方；

第 2 步，身体前倾，双肩放到下面人的双手上，控制好平衡。

（3）下面的人：

第 1 步，蹬在上面人的髋骨两侧；

第 2 步，向上用力蹬腿，两腿伸直。

（4）上面的人双臂、双腿分开，收腹、收臀向上拉伸保持平衡。

（5）动作保持，5—8 次呼吸。

（6）注意保持好呼吸和平衡，两人双臂、双腿伸直，上面的人后背伸直。

（7）返回的时候：

第 1 步，下面的人先屈膝；

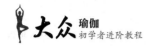
第2步,上面的人再落脚着地;

第3步,起身。

(8)相互交换练习。

(9)此动作通常需要先经过一定的倒立动作练习后进行,不能自行完成的时候,可有人在旁协助。

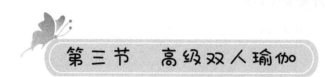

第三节 高级双人瑜伽

高级双人瑜伽体式里安排的练习动作强调了力与美的结合,很多体式都是倒立支撑与柔韧性动作相结合的,所以尽量在有教练陪同的情况下练习,注意安全,不建议初学者尝试。

一、双向骑马式

练习方法如下(见图6-38)。

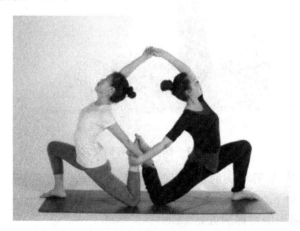

图 6-38 双向骑马式

(1)背对背做骑马动作,两人弯曲的小腿相互靠紧,一手拉住对方的脚踝。

(2)吸气,另一侧手臂从前方拉起到后方与对方手相拉;吐气,抬头伸展后背。

(3)注意前腿屈膝不过脚尖,保持小腿垂直于地面,抓脚踝的手协调配合保持平衡。

(4)动作保持,5—8次呼吸。

(5)吸气返回,换另一腿练习。

二、犬顶鸽飞

练习方法如下(见图6-39)。

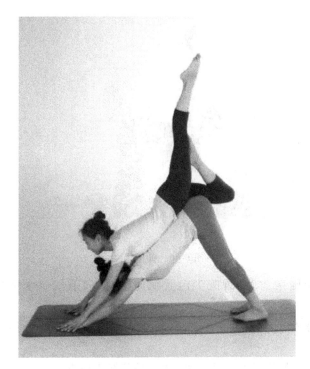

图 6-39 犬顶鸽飞

（1）下面的人做下犬式，保持好。

（2）上面的人两腿并拢站在下面人的两手之间：

第 1 步，两手放在自己的脚前面；

第 2 步，双手撑地，依次把腿放到下面人的腰背及尾椎上，手移动到之前脚站的位置；

第 3 步，抬头、塌腰、双腿并拢向后伸直，让自己的腹部贴到对方的腰椎上；

第 4 步，一腿后屈，脚撑在另一腿膝关节上，另一腿伸直向上，保持好平衡。

（3）动作保持，5—8 次呼吸，换腿练习。

（4）注意下面的人一定要吐气，上面的人张嘴吐气，保持手臂伸直。

（5）返回的时候：

第 1 步，手往前移动，让大腿放到下面人的腰椎上；

第 2 步，低头，臀部向上顶起；

第 3 步，依次收腿到自己两手间；

第 4 步，起身完成。

（6）相互交换练习。

三、仰望山头

练习方法如下（见图 6-40）。

（1）两人前后站好。

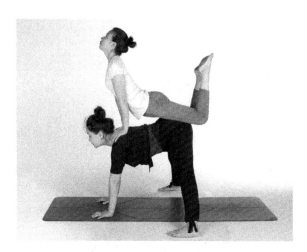

图 6-40　仰望山头

（2）前面的人分腿两肩宽，脚趾尖内收朝前，身体向前拉到水平位置，抬头，双手撑地面。

（3）后面的人身体向前，双手撑在前面人的双肩上，髋骨落在前面人的臀部上，收小腿，保持身体平衡。

（4）注意前面的人保持后背脊柱伸直，两人手臂都要伸直。

（5）动作保持，5—8 次呼吸。

（6）交换练习。

四、双 U 式

练习方法如下（见图 6-41）。

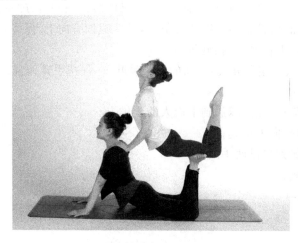

图 6-41　双 U 式

（1）下面的人俯卧，双手撑地面夹在腰间，后屈双膝，双脚向外打开，抬头向后。

（2）上面的人分腿站在下面人的腰两侧：

第 1 步，双手撑在下面人的双肩上；

第 2 步，依次向后弯曲膝盖，将膝关节放到下面人的脚底上，控制好平衡；

第 3 步，推臂、沉肩、抬头，上身往后拉伸，脚尖向上伸。

（3）动作保持，5—8 次呼吸。

（4）注意张嘴吐气，保持手臂伸直。

（5）返回的时候：

第 1 步，上面的人低头控制平衡；

第 2 步，腿依次放至地面；

第 3 步，手离开。

（6）相互交换练习。

五、迎望半月

练习方法如下（见图 6-42）。

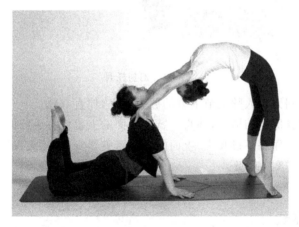

图 6-42　迎望半月

（1）两人一前一后，后面的人俯卧做蛇王式，保持好。

（2）前面的人离后面的人半臂距离，向后下腰，双手推后面人的双肩。

（3）动作保持，5—8 次呼吸。

（4）注意保持好呼吸，手臂伸直，前面的人推后面人的双肩，让其头部更接近双脚。

（5）前后相互交换练习。

六、幻椅托月

练习方法如下（见图 6-43）。

（1）面对面站立，两人相互握住对方手腕处，大拇指握内侧，小指握外侧，其他三指在前臂上，为的是拉的过程中不会造成手腕脱臼。

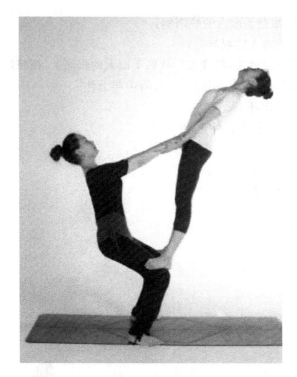

图 6-43　幻椅托月

（2）一人依次踩到另一人膝关节上方的股直肌上，伸直双腿。

（3）下面的人屈膝保持幻椅式，伸直手臂让上面的人也伸直手臂向后下腰。

（4）注意下面的人屈膝不过脚尖，上面的人手臂夹紧身体，抬头保持身体平衡。

（5）动作保持，5—8 次呼吸。

（6）相互交换练习。

七、战斗起飞式

练习方法如下（见图 6-44）。

（1）一人右腿在前、弓步成战斗一式，双臂向上。

（2）另一人背对分腿站在对方后面腿的两侧，双手与对方的双手交握。

（3）吸气，做战斗一式的人低头，身体向前倾，让另一人的身体躺在自己的后背上；吐气，保持平衡。

（4）吸气，上面的人收起左腿，左脚借力放在对方的大腿后侧上，举起自己的右腿；吐气，保持动作，控制好平衡。

（5）动作保持，5—8 次呼吸，换腿练习。

（6）注意两人保持手臂伸直，下面人的膝盖不过脚尖，保持小腿垂直于地面，上面的人躺下时双肩、后背贴紧对方，同时抬起的腿越高越好，这样更容易保持平衡。

（7）吸气返回，换腿交换练习。

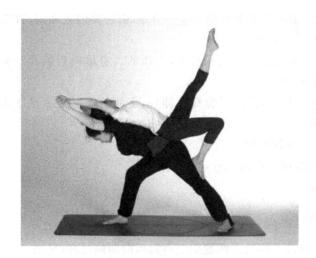

图 6-44　战斗起飞式

🪷 八、五角星式

练习方法如下（见图 6-45）。

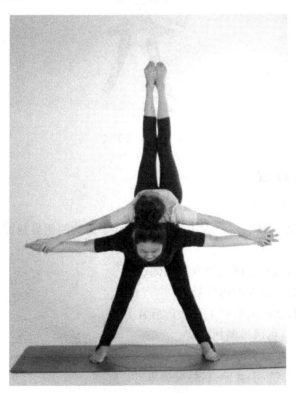

图 6-45　五角星式

（1）背对背站好，下面的人分开腿至2个肩宽，脚趾尖内收朝前，臀部和后背贴好。

（2）两人双臂侧平交握好。

（3）吸气，下面的人身体向前拉到水平，上面的人身体向后躺在下面人的身上，同时双腿向上举起，保持身体平衡。

（4）注意下面的人抬头，保持后背脊柱伸直，上面的人后背紧贴下面人的后背上，抬头让肩也与对方的肩贴合。

（5）动作保持，5—8次呼吸。

（6）吸气，身体起，腿落地站稳后，吐气，手放下。

（7）相互交换练习。

九、六边形式

练习方法同上，只是上面的人两腿向上举起后向两侧打开（见图6-46）。

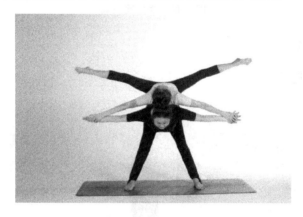

图6-46　六边形式

十、双平板支撑式

练习方法如下（见图6-47）。

（1）下面的人俯卧，两腿并拢，脚尖勾起撑地，双手放胸两侧推地面成斜板。

（2）上面的人：

第1步，背对分腿站在下面人的双膝两侧；

第2步，双手撑在下面人的脚踝处；

第3步，依次把自己的腿放到下面人的肩背上；

第4步，撑起身体，也保持斜板姿势。

（3）动作保持，5—8次呼吸。

（4）注意保持好呼吸，手臂伸直，后背伸展开。

（5）返回的时候：

第1步，上面的人先依次收腿落地；

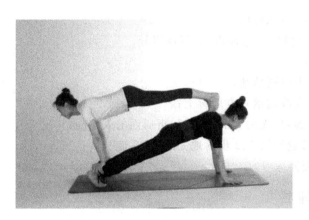

图 6-47　双平板支撑式

第 2 步,抬头,起身完成。

(6) 相互交换练习。

十一、双顶峰式

练习方法如下(见图 6-48)。

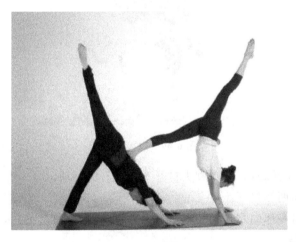

图 6-48　双顶峰式

(1) 两人前后站立,后面的人先做下犬式,保持好。

(2) 前面的人:

第 1 步,站在后面人的双手前半臂距离;

第 2 步,双手放在自己的脚两旁;

第 3 步,双手撑地,依次把腿放到后面人的后背肩胛骨上,双腿并拢伸直;

第 4 步,低头,臀部骶骨向上顶起,伸直整个后背,抬起一条腿,保持好平衡。

(3) 后面的人待前面的人控制好平衡后,再抬起与前面的人同侧的一条腿。

（4）动作保持，5—8次呼吸。

（5）注意保持好呼吸，手臂伸直，后背伸展开。

（6）返回的时候：

第1步，后面的人收腿落地；

第2步，前面的人收腿落对方后背上；

第3步，交换腿练习，先前面的人抬腿，再后面的人抬腿；

第4步，起身，按返回第1、2步落地完成，最后起身。

（7）前后相互交换练习。

十二、风火轮式

练习方法如下（见图6-49）。

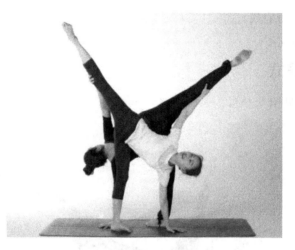

图6-49　风火轮式

（1）背对错开身位并腿站好，左脚尖打开90度，右脚不动。

（2）吸气，双臂从两侧打开。

（3）吐气，双臂带身体向左，左手撑左脚外侧地面，右腿向上抬高，右手抓对方的右腿，抬头看前方，保持站稳。

（4）动作保持，5—8次呼吸。

（5）吸气，身体起、收腿，吐气，手放下。

（6）换方向练习。

十三、卧推奔月式

练习方法如下（见图6-50）。

（1）下面的人仰卧，并腿屈膝，踩实地面，双臂向上。

（2）上面的人背对分腿站在下面人的腰两侧：

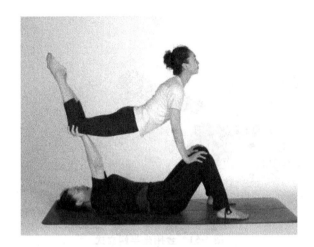

图 6-50　卧推奔月式

第 1 步,双手撑在下面人的双膝上;

第 2 步,依次后屈膝,将膝关节放到下面人的双手上,控制好平衡;

第 3 步,推臂、沉肩、抬头,上身往后拉伸,收小腿。

(3) 动作保持,5—8 次呼吸。

(4) 注意张嘴吐气,保持手臂伸直。

(5) 返回的时候:

第 1 步,上面的人低头控制平衡;

第 2 步,腿依次放到地面上;

第 3 步,手离开,起身。

(6) 相互交换练习。

十四、金刚坐半倒立式

练习方法如下(见图 6-51)。

(1) 下面的人金刚坐,抬头向后下胸、腰,双肩夹紧,双手撑在后面的地面上。

(2) 上面的人:

第 1 步,站在下面人的双膝前方,前屈双手放于地面;

第 2 步,双脚勾住后面人的双肩;

第 3 步,双手依次退到下面人的双膝前,控制好平衡;

第 4 步,收腹立腰,保持向上垂直与地面成半倒立动作,保持平衡。

(3) 动作保持,5—8 次呼吸。

(4) 注意保持好呼吸和平衡,两人手臂伸直,上面的人后背向上挺直。

(5) 返回的时候:

第 1 步,上面人的手先依次向前;

第 2 步,脚依次从下面人的肩上落到地上,再起身起来。

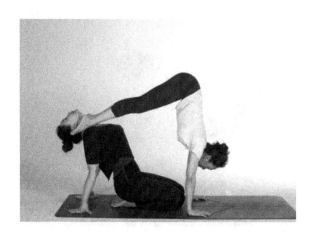

图 6-51　金刚坐半倒立式

（6）相互交换练习。

（7）此动作通常需要先经过一定的倒立动作练习后进行，不能自行完成的时候，可有人在旁协助。

十五、仰卧屈膝幻椅式

练习方法如下（见图 6-52）。

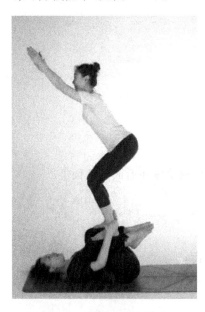

图 6-52　仰卧屈膝幻椅式

第 2 步，双手扶下面人的手；

第 3 步，脚依次落地。

（1）下面的人仰卧、屈膝于胸前。

（2）上面的人：

第 1 步，分腿站在下面人的腰两侧，蹲下，双手扶下面人的手；

第 2 步，依次站到下面人的小腿胫骨上，站稳后，下面的人抓上面人的脚踝；

第 3 步，抬头，上身保持直立，控制好平衡；

第 4 步，慢慢直立身体到半蹲幻椅式，双臂向上伸；

第 5 步，抬头，眼睛平视前方，收腹，臀向后拉伸，保持平衡。

（3）动作保持，5—8 次呼吸。

（4）注意下面的人保持好呼吸，抓住对方的脚踝，如果失去平衡，立即放手让上面的人落下。

（5）返回的时候：

第 1 步，上面的人先慢慢蹲下；

（6）相互交换练习。

（7）不能自行完成的时候，可靠墙借墙上去，也可有人在旁协助。

十六、仰卧屈膝高位脊柱扭转式

练习方法如下（见图6-53）。

（1）下面的人仰卧、屈膝于胸前。

（2）上面的人：

第1步，分腿站在下面人的腰两侧，蹲下，双手扶下面人的手；

第2步，依次站到下面人的小腿胫骨上，站稳后，下面的人抓上面人的脚踝；

第3步，抬头，上身保持直立，双手在胸前合掌，控制好平衡；

第4步，慢慢半蹲；

第5步，向左转做高位脊柱扭转式，收腹，臀向后拉伸，保持平衡。

（3）动作保持，5—8次呼吸，换方向练习。

（4）注意下面的人保持好呼吸，抓住对方的脚踝，如果失去平衡立即放手。

（5）返回的时候：

第1步，上面的人先慢慢蹲下；

第2步，双手扶下面人的手；

第3步，脚依次落地。

（6）相互交换练习。

（7）不能自行完成的时候，可靠墙借墙上去，也可有人在旁协助。

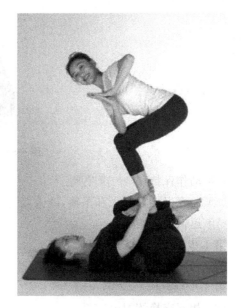

图6-53 仰卧屈膝高位脊柱扭转式

十七、飞机降落式

练习方法如下（见图6-54）。

（1）下面的人仰卧、屈膝于胸前，双臂向上举起。

（2）上面的人面对下面的人：

第1步，站在下面人的臀部后方；

第2步，身体前倾，双肩放到下面人的双手上，控制好平衡。

（3）下面的人：

第1步，蹬在上面人的髋骨两侧；

第2步，向上用力蹬腿，两腿伸直。

（4）上面的人双臂从两侧打开，双腿向上举起，收腹，臀向上拉伸，保持平衡。

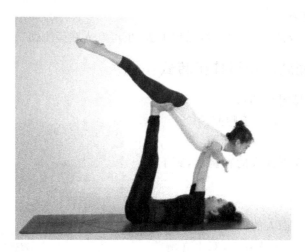

图 6-54　飞机降落式

（5）动作保持,5—8 次呼吸。

（6）注意保持好呼吸和平衡,两人双臂、双腿伸直,上面的人后背伸直。

（7）返回的时候:

第 1 步,下面的人先屈膝;

第 2 步,上面的人再落脚着地;

第 3 步,起身。

（8）相互交换练习。

（9）此动作通常需要先有一定的倒立动作练习后进行,不能自行完成的时候,可有人在旁协助。

十八、仰卧半莲花坐式

练习方法如下(见图 6-55)。

（1）下面的人仰卧,两腿上举微屈膝,脚底朝上。

（2）上面的人面对下面的人:

第 1 步,分腿站在下面人的腰两侧,反手抓住下面人的脚踝处;

第 2 步,坐在下面人的脚底上;

第 3 步,两脚依次放在下面人的手心里。

（3）下面的人:

第 1 步,两腿用力向上蹬,伸直;

第 2 步,手臂向上推,伸直。

（4）上面的人保持好平衡后,左手拉左脚放右大腿上,右手向上举起。

（5）下面的人把右臂向后放至地面。

（6）动作保持,5—8 次呼吸。

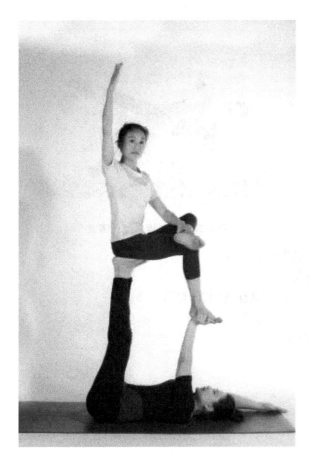

图 6-55　仰卧半莲花坐式

（7）注意保持好呼吸，每个动作按步骤慢慢做，不要太快，以免失去平衡。

（8）返回的时候：

第 1 步，下面的人先抬起右臂；

第 2 步，上面的人再将盘腿的脚放到下面人的手上，双手扶下面人的脚踝；

第 3 步，换腿练习；

第 4 步，结束时重新第 1、2 步；

第 5 步，上面的人双手抓下面人的脚踝；

第 6 步，下面的人屈臂让上面人的脚落地；

第 7 步，上面的人臀部离开下面人的脚，起身。

（9）相互交换练习。

（10）不能自行完成的时候，可靠墙借墙上去，也可有人在旁协助。

十九、双斜板单腿支撑式

练习方法如下（见图 6-56）。

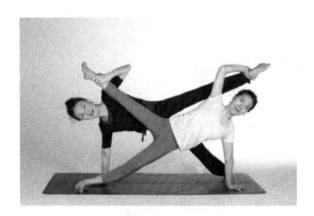

图 6-56 双斜板单腿支撑式

（1）两人前后重叠做斜板支撑。

（2）抬起上面的腿。

（3）上面的手抓对方的脚趾或脚踝，保持平衡。

（4）动作保持，5—8 次呼吸。

（5）换手、换方向练习。

第七章

瑜伽辅具练习

对于初学者来说，瑜伽辅具可以帮助瑜伽初学者完成一些无法完成但又想练习的体式，使用辅具可以减少身体承受超过本身能力的动作，在身体最小压力情况下完成体式练习。而对于高级瑜伽修习者，瑜伽辅具的使用不但可以增加体式难度，还可以帮助完成那些高难度体式。

几乎每一个瑜伽修习者在初期修习中都离不开辅具的帮助，辅具能够帮助那些身体僵硬、身体运动能力存在问题的学员，以及对一些高级体式练习前心存恐惧或紧张的学员进行辅助，我们需要合理掌握才能更好地运用。

常见的瑜伽辅具有：瑜伽砖、瑜伽球、瑜伽轮、弹力带、椅子、木板、抱枕、前弯练习器等，而在这其中，瑜伽砖绝对是利用率较高的辅具之一。本书将介绍瑜伽砖、瑜伽轮、瑜伽球、瑜伽弹力带的通常练习方法，为修习者在自行锻炼中提供帮助。

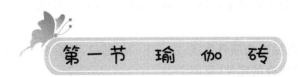

第一节 瑜 伽 砖

一、瑜伽砖的简介和功能

（一）瑜伽砖简介

瑜伽砖是提高瑜伽体式动作中最常用的辅助用具，通常提供给身体能力弱的初学者与柔韧性差的修习者,或者需要再进一步提高练习难度的修习者使用。它可以帮助调整动作姿势,防止拉伤,辅助身体达到运动的能力。辅具的运用,是艾扬格瑜伽大师对现代人伟大的贡献。

瑜伽砖是一种轻便、便宜,且非常好用的辅助用具。瑜伽砖能使修习者更容易做到相应的体式,从而更享受练习的过程,它可以帮助我们支撑身体的不同部位,避免初学者因为柔软度不好或肌力不够而造成身体其他部位的紧张,还有为了逐步达到动作的标准,也能用瑜伽砖来进行动作的帮助。

瑜伽砖的材质主要有两种:EVA 和软木。软木材质比较重,而 EVA 材质较轻,而且无味防滑,非常好用,所以大家在选择的时候,尽量选择此材质。当然也有瑜伽砖是用泡沫做的,这种材料非常轻,使用的效果不是很好。

(二)瑜伽砖的功能

(1)瑜伽砖能降低身体受伤概率。

(2)瑜伽砖能提升身体的柔韧性。

(3)瑜伽砖能提升动作的精准度。

(4)瑜伽砖能防止高难动作拉伤。

二、瑜伽砖的使用方法和注意事项

在瑜伽体位法里,注意随身体的需要调整瑜伽砖的高度,这样不但可以强化练习,还可以在安全的基础上给修习者带来更多的可能性,能进一步把每一个动作做到位,让身体自我柔软起来,进而强化塑身效果。瑜伽砖能基本辅助绝大多数瑜伽体式动作,每天坚持练习,你会发现瑜伽并不是很难,人人都可以练习瑜伽。

三、瑜伽砖在各体式中的运用

(一)坐姿体式中的运用

1. 英雄坐

在英雄坐、金刚坐等坐姿中,如修习者脚背和膝关节不够柔软而不能正确完成时,可借用瑜伽砖的帮助,把它垫在臀部下,以减少脚踝和膝关节的负担(见图 7-1)。

2. 坐姿前屈

瑜伽砖可帮助腿部韧带的筋骨伸展,放在不同的部位,然后慢慢地调整瑜伽砖与地面的距离,循环渐进地完成肌肉的延伸(见图 7-2)。

3. 云雀式、鸽子式

在这类动作中,把瑜伽砖放在臀部下面,帮助拉伸髋部和腿部,提升其柔韧性(见图 7-3)。

4. 神猴哈努曼式

在神猴哈努曼式动作中,一开始臀部坐不下去的时候,把瑜伽砖放在前腿两侧,手撑在

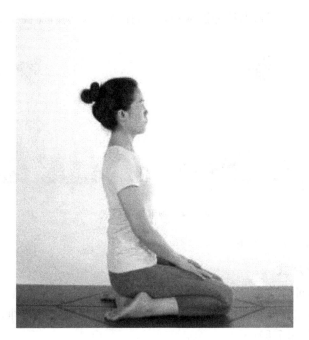

图 7-1 英雄坐

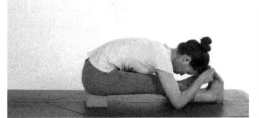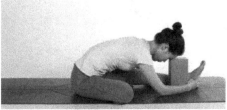

图 7-2 坐姿前屈

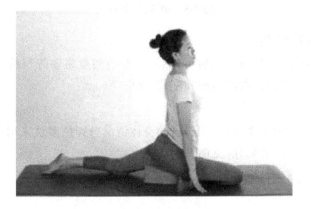

图 7-3 云雀式、鸽子式

瑜伽砖上,也可垫在臀部下帮助拉伸髋部和腿部,提升其柔韧性(见图 7-4)。

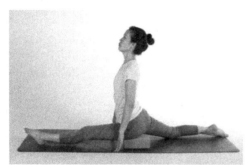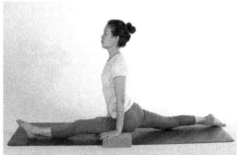

图 7-4　神猴哈努曼式

（二）跪姿体式中的运用

★ **1. 骑马式、新月式**

在这类动作中,可将瑜伽砖放在前腿两侧,用两手支撑,也可放在髋骨两侧,用两手支撑,然后慢慢地调整瑜伽砖与地面的距离,循环渐进地完成肌肉的延伸,帮助拉伸髋部和腿部,提升其柔韧性(见图 7-5)。

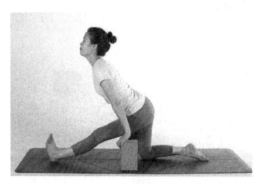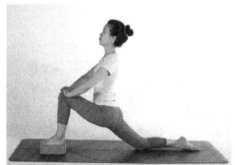

图 7-5　骑马式、新月式

★ **2. 蜥蜴式、肩拉伸动作**

在这类动作中,将瑜伽砖放在双肘下,然后慢慢地调整瑜伽砖与地面的距离,循环渐进地完成肌肉的拉伸,有效改善背部僵硬和驼背(见图 7-6)。

★ **3. 骆驼式**

瑜伽砖在骆驼式的运用中,可根据自己的身体情况选择垫多块来增加不同的高度,让身体逐步适应以提升腰部的柔韧性(见图 7-7)。

（三）站姿体式中的运用

★ **1. 敬礼式**

在敬礼式中,因为大腿的肌肉开度不够,加上平衡性不够好时,手会够不着地而失去平

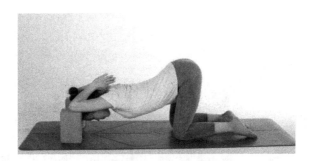

图 7-6　蜥蜴式、肩拉伸动作

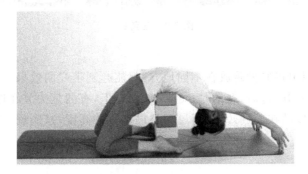

图 7-7　骆驼式

衡,这时用瑜伽砖过渡,前额放一块或多块,双手下各放一块,来逐步适应和完善(见图 7-8)。

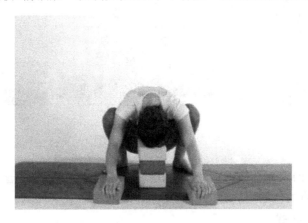

图 7-8　敬礼式

⭐ 2．三角式

瑜伽砖在不同的三角式中的运用可以起到不同的锻炼效果,通常都是手撑在瑜伽砖上,适合腰背和盆骨较为僵硬的人,通过调整瑜伽砖的高度,可帮助背部髋骨慢慢伸展开(见图 7-9)。

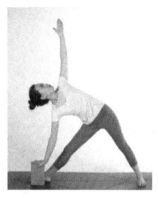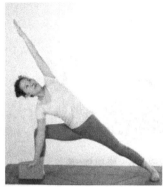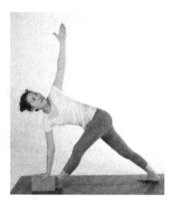

图 7-9　三角式

⭐ 3. 站立前屈

不同的站立前屈中将瑜伽砖放在不同地方,都能起到很好的效果,在前屈时,当手或头够不着地时可以用瑜伽砖过渡,有的是手撑在瑜伽砖上,有的是头放在瑜伽砖上,可以加强腿部的柔韧性;也可以站在瑜伽砖上,通过调整瑜伽砖的高度,来实现手臂或头轻松放在地面上(见图 7-10)。

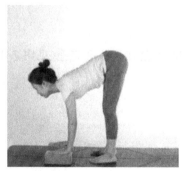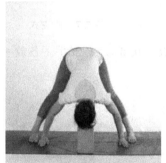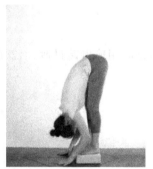

图 7-10　站立前屈

⭐ 4. 下犬式

做下犬式时,有的人腿会伸不直,这时利用瑜伽砖过渡,双手撑在瑜伽砖上,来完成后背的伸展和解决腿伸直的问题(见图 7-11)。

⭐ 5. 幻椅式、战斗式

瑜伽砖除了起支撑作用外,在一些体式练习中,常常被用来感知体式中力量的走向。如幻椅式需要两腿夹紧时感知大腿内侧用力,将瑜伽砖夹在两大腿内侧;或战斗式膝关节不能有效打开,靠墙站把瑜伽砖放在膝和墙的中间以达到练习的目的,同时稳定大腿的平衡性和控制性(见图 7-12)。

⭐ 6. 轮式

在做轮式时,脊椎后弯时手不能碰地面,通过慢慢向后摸墙,之后一点点向下,再用瑜伽

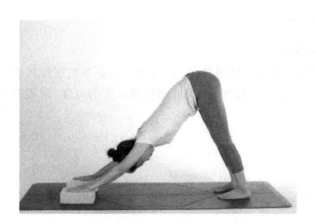

图 7-11　下犬式

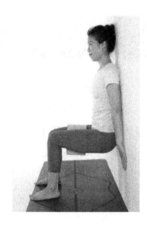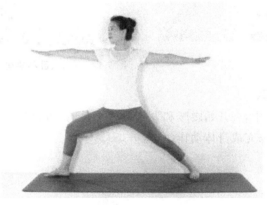

图 7-12　幻椅式、战斗式

砖来做一个过渡支撑,将手撑在瑜伽砖上,慢慢地调整瑜伽砖与地面的距离,能大大降低受伤的概率,防止做这样的高难动作时拉伤(见图 7-13)。

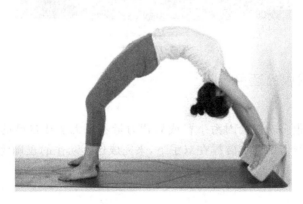

图 7-13　轮式

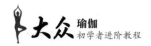

（四）仰卧体式中的运用

⭐ **1. 鱼式、卧英雄坐**

鱼式有很多种做法，但不管是哪种鱼式，瑜伽砖主要都是支撑在腰椎上的，头颈不好的人还可以在头部下方支撑一个瑜伽砖，通过调整瑜伽砖的高度，来提升腰部的柔韧性（见图7-14）。

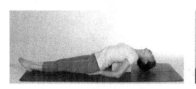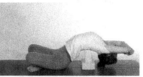

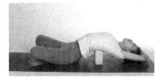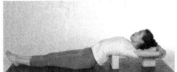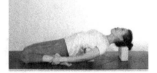

图 7-14　鱼式、卧英雄坐

⭐ **2. 桥式**

在桥式中，一开始腰腹和大腿力量不足时，可以让瑜伽砖支撑在尾椎上，通过调整瑜伽砖的高度，来完成身体动作（见图7-15）。

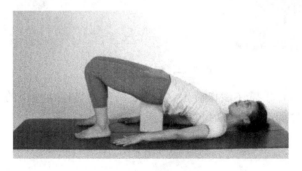

图 7-15　桥式

（五）俯卧体式中的运用

⭐ **1. 上犬式**

在做上犬式时，很多时候会因为手臂或后背力量不足无法让自己的双肩沉下去以及让大腿离开地面，这时候借助瑜伽砖撑在双手下，来完成这个动作的正确练习是非常好的体验（见图7-16）。

⭐ **2. 向下俯撑**

俯撑在阿斯汤加拜日式中很常见，也是手臂支撑动作的一个过渡动作，开始练习时，将

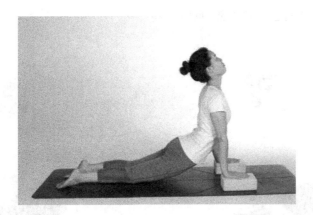

图 7-16 上犬式

瑜伽砖放在胸部和腹部的下面,向下运动过程中,可以减缓手臂力量不足造成的肌肉拉伤(见图 7-17)。

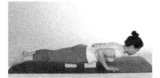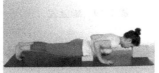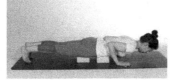

图 7-17 向下俯撑

（六）转体体式中的运用

在坐立扭转时,可以在身后放上瑜伽砖,让后面的手支撑来控制自己身体的幅度和稳定性,而在跪姿扭转时,则是垫在头部或者在头部上面的手下垫一个,来减少身体扭动时受伤的概率(见图 7-18)。

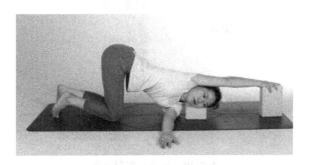

图 7-18 扭转式

（七）平衡体式中的运用

⭐ **1. 脚趾式**

脚趾式是一种要体现平衡性的动作,将瑜伽砖放在身体两侧,然后试着从单手到双手慢慢地离开瑜伽砖,来使自己保持平衡(见图 7-19)。

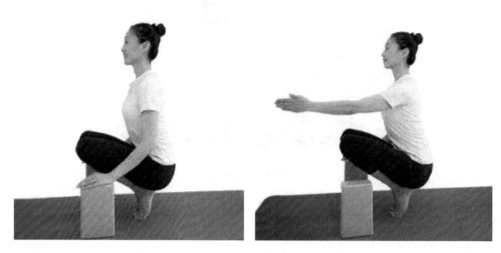

图 7-19　脚趾式

⭐ **2. 单手单腿侧平衡**

　　身体靠墙后,可以用瑜伽砖过渡放在一侧的手下,然后慢慢地调整瑜伽砖与地面的距离,试着慢慢地离开瑜伽砖,来使自己保持平衡(见图 7-20)。

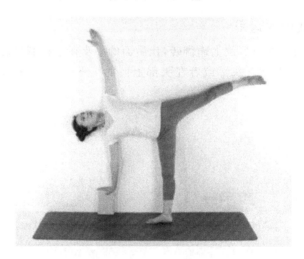

图 7-20　单手单腿侧平衡

　　(八)倒立、支撑体式中的运用

⭐ **1. 犁式、肩倒立式**

　　在犁式、肩倒立式的练习中,很多人一开始不敢尝试,也不能很好地体验腰、腹、臀、腿、肩同时协作,这时可以用瑜伽砖来过渡,将其竖起放在腰椎上,让身体慢慢体会向上的过程,和腰、腹、臀、腿、肩同时协作,这样不但能降低受伤的风险,还能有效加快学习动作的能力(见图 7-21)。

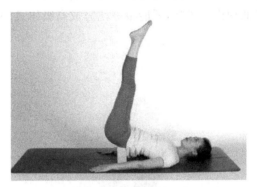

图 7-21　犁式、肩倒立式

⭐ 2. 肘倒立

瑜伽砖在高级体式中也能起到很好的作用,也是高级体式中很有效的辅助器材,在一开始做肘倒立时,因为身体不能很好地控制平衡,我们可以在头后方放一块瑜伽砖,这样当两肘平衡控制不好时,可以让头借助在瑜伽砖上,脚靠在墙上,来慢慢完成动作,稳定后逐步脱离墙和辅具(见图 7-22)。

⭐ 3. 双臂支撑

在一开始双手支撑平衡练习时,双手撑在瑜伽砖上,抬高身体与地面的距离,这时候你会发现支撑起来会容易很多;当要做分腿支撑时,在臀部下面垫上不同高度的瑜伽砖,可以有效并快速地掌握动作。垫高支撑做起重机式也同样能很好地完成(见图 7-23)。

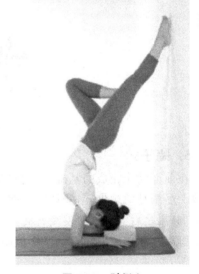

图 7-22　肘倒立

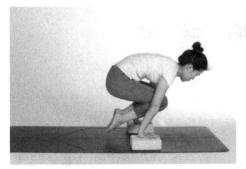
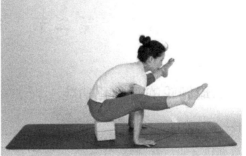

图 7-23　双臂支撑

⭐ **4. 胸倒立**

在做胸倒立时,双肩下垫上瑜伽砖,来辅助支撑身体的重量,当然还可以用墙辅助平衡的练习,这样不但可以降低动作的风险,还能很好地完成高级体式(见图7-24)。

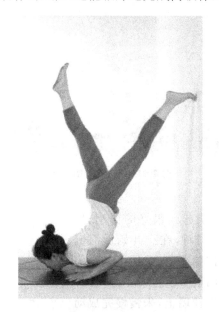

图7-24 胸倒立

⭐ **5. 蝎子式**

在前面动作完成的基础上,同时身体有了很好的倒立平衡基础再进行此动作练习。靠墙放上尽量高的瑜伽砖,身体离墙面一定距离,腿起来后脚尖靠墙再慢慢让脚向下轻轻触碰到瑜伽砖,之后尝试脚慢慢离开砖寻找平衡感,反复多次后再逐步减少瑜伽砖块降低高度,感受脚离开瑜伽砖后完整的平衡控制,最后可以自行慢慢完成这样的高级体式动作。

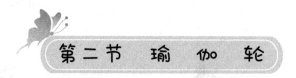

第二节 瑜 伽 轮

🪷 **一、瑜伽轮的简介和功能**

(一)瑜伽轮简介

瑜伽轮又叫后弯神器、脊椎神器、按摩神器、椎骨放松器、平衡训练器、太极轮,也是一种辅助练习的工具,样子类似车轮,中间是空心的。瑜伽轮圆形的设计符合脊柱的活动方向,没有棱角,完美的力学作用更符合瑜伽的理念,能很好地缓冲身体下压的对抗力量。瑜伽轮在初学者和高级体式中能提供帮助,大多数时候都是运用在脊柱上,躺在瑜伽轮上做运动有助于放松背部、颈椎和增强核心力量,特别对驼背和胸椎不好的人群有很好的治疗效果;把它融入你最喜欢的高级体式中,可以达到更好的伸展效果,进一步进行难度练习。

瑜伽轮会给你一个支撑的力,通过瑜伽轮疏通身体的经络,结合瑜伽轮进行轮瑜伽的练习,可以拉伸、按摩和调整脊柱,帮助脊柱获得完全伸展,放松背部肌肉,更好地打开胸腔,提高肩膀的柔韧性;帮助身体更舒适、更安全地后弯,在刺激背部神经系统的同时,增强肌肉力量,提升身体柔软度、敏捷性和平衡性,滋养体内各器官和腺体,促进血液循环,使头脑清爽、充满活力;而通过瑜伽轮运用到手和脚的动作时,也能很好地增强手腕、脚踝、腿部、腹部的肌肉力量和身体的平衡性。

（二）瑜伽轮的功能

（1）瑜伽轮能激发锻炼兴趣。

（2）瑜伽轮能辅助脊柱放松。

（3）瑜伽轮能促进体式完成。

（4）瑜伽轮能提升平衡训练。

（5）瑜伽轮能全面增强力量。

（6）瑜伽轮能提高体式能力。

二、瑜伽轮的使用方法和注意事项

（一）使用方法

瑜伽轮普遍被认为是靠腰椎柔软度而完成的,其实这是一个误区,如果只凭着腰椎的柔软而不注意力量,可能会在轮瑜伽练习中受伤,损伤脊椎。轮瑜伽很多体式都能体现后弯体位原理,运用瑜伽轮能非常好地体现出它的优势,是一个从僵硬到柔软的过程,练习时需同时结合力量和柔韧性,两者缺一不可。

（二）注意事项

在练习过程中我们需要有效地使用尾椎的内收,肩关节、手臂、胸部、髂肌、大腿前侧的伸展,大腿内旋的力量和手、脚的稳定性控制,在不同体式中共同协作配合,才能完成一个既具有安全性,又具有内在力量的完美的瑜伽轮式,而不是把瑜伽轮式做成舞蹈或体操、杂技动作,从而造成腰椎的疼痛、关节的受伤,这样就违背了瑜伽练习的宗旨。

在练习后弯的过程中,每个体式都有不同级别,颈椎病和甲亢患者不能在练习后弯时过度向后,可以停留在初级体式上。

三、瑜伽轮在各体式中的运用

（一）坐姿体式中的运用

★ 1. 脊柱拉伸与放松

辅助脊柱放松和灵活脊柱是瑜伽轮的一大特点,瑜伽轮非常符合人体脊柱的弧度,可支撑起整个后背,让力量能放松舒展到脊柱的每一节椎体,后弯打开胸腔,还能放松颈部、背部肌肉,预防肌肉劳损。对于难以坐直的修习者,瑜伽轮更是保护脊柱的有效工具。

让瑜伽轮支撑后背,或是放在腿下做放松功,缓解肩膀与脊柱关节的紧张和压力,延展和增强脊柱柔韧性,改善脊柱僵硬,调节呼吸系统,打开胸腔、腋窝释放压力,对预防脊柱病变和女性乳腺问题的效果非常好(见图7-25)。

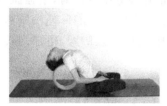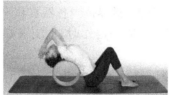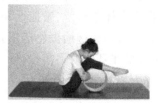

图 7-25　脊柱拉伸与放松

⭐ 2. 腿部拉伸

很多初学者由于腿部和身体的僵硬会一直害怕练习瑜伽,这时借助瑜伽轮就是一种很好的练习方式,当体式无法完成时把瑜伽轮运用在身体需要的部位,可以减少肌肉拉伤的风险,同时还能逐渐提高身体的柔软度。

在练习阴瑜伽中蝴蝶式、蜻蜓式时,将瑜伽轮放在胸前,以温和的方式打开髋部,这也是其他辅助器械无法做到的,放松减压,突破传统阴瑜伽模式,大大提升阴瑜伽教学效果(见图7-26)。

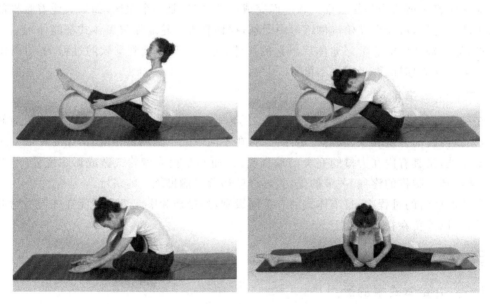

图 7-26　腿部拉伸

　　柔韧性是衡量身体健康的重要标准之一,好的柔韧性不仅在运动的时候可以发挥很大的作用,同样,对生活和学习也具有积极作用,如延缓身体衰老。

(二)跪姿体式中的运用

★ 1. 骑马式、新月式

　　在需要增强髋关节灵活性时,用瑜伽轮作为支撑,不但可以缓解练习过程中的疼痛,还可以借助瑜伽轮来更好地加深体式的体验(见图 7-27)。

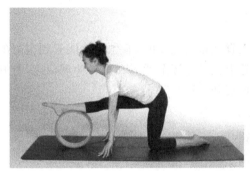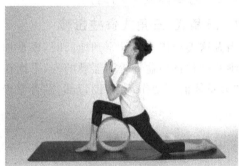

图 7-27　骑马式、新月式

★ 2. 肩颈拉伸动作

　　经常久坐和用电脑的人群,还有驼背现象的人,很容易形成猿背,把瑜伽轮放在手臂下做拉伸,既不会像放在地面上那么难受,又能滋养和强壮背部的肌肉群,放松肩关节,颈部的肌肉也得到了充分拉伸,能缓解肩颈疲劳(见图 7-28)。

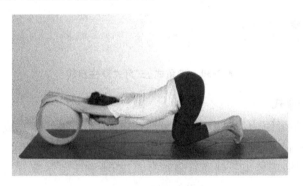

图 7-28　肩颈拉伸动作

★ 3. 骆驼式、腰部柔软动作

　　根据自己的身体情况先是双手放在体侧、身体躺在瑜伽轮上,待身体适应后再把双手放到身后握住瑜伽轮,让身体逐步适应,以提升腰部的柔韧性。刺激背部神经系统,有利于荷尔蒙分泌,加快头部血流速度(见图 7-29)。

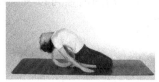 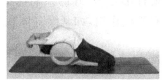 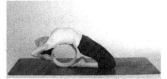

图 7-29　骆驼式、腰部柔软动作

（三）站姿体式中的运用

⭐ **1. 三角式、三角式脊柱扭转**

当做这类动作手触摸不到地面时，或是加大脊柱扭转幅度时，瑜伽轮就能起到很好的作用。刚开始腰背和盆骨较为僵硬的人，手撑在轮上让身体逐渐适应和加大伸展幅度，打开胸腔，加大身体前倾动作，可帮助背部、髋骨慢慢伸展开（见图 7-30）。

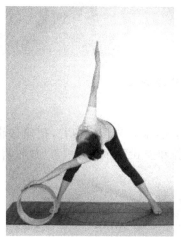 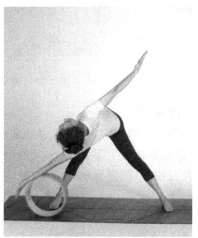

图 7-30　三角式、三角式脊柱扭转

⭐ **2. 下犬式、顶峰式**

做下犬式时，初学者因为肩关节僵硬，腿部韧带差，无法很好地完成这个体式，或是在做高级体式中的顶峰式有困难时，就都可以将瑜伽轮放在胸前，减少肩关节的负荷，这样就可以很好地完成并达到锻炼效果。刺激背部神经系统，有利于荷尔蒙分泌，加快头部血流速度（见图 7-31）。

⭐ **3. 战斗式等腿部肌肉力量训练**

该体式通过瑜伽轮给力量体式增加不稳定因素，更大程度挑战全身的肌肉力量和平衡，比直接在地面练习会更困难。能更好地感知大腿内侧用力，体验体式中力量的走向。战斗式等腿部肌肉力量训练如图 7-32 所示。

⭐ **4. 轮式**

瑜伽深化练习中的轮式，很多人一直认为很难，但是有了瑜伽轮支持后弯练习后，它能

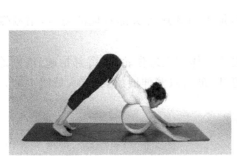
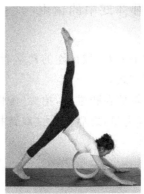

图 7-31　下犬式、顶峰式

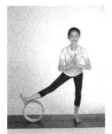
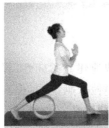
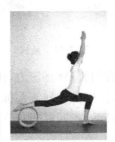
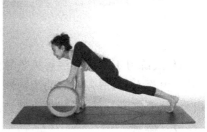

图 7-32　战斗式等腿部肌肉力量训练

加强柔韧性和平衡感，并伸展和加强全身的力量，全面深化练习。

　　一开始我们可以躺在瑜伽轮上，靠腿的力量慢慢支撑起身体，逐步体验下腰的动作，待腰的柔软度加大时，我们可以双肘撑地，让腰慢慢离开瑜伽轮，待腰的柔软度再加大时，试着双手撑地，逐渐完成一个完美的轮式（见图 7-33）。

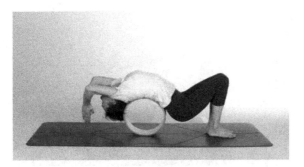

图 7-33　轮式

　　利用瑜伽轮训练蝎子式，也是练习过渡体式的一个很好的过程，当腰部柔韧性增强后，双肘撑地、后背展开，双脚过渡到瑜伽轮上，之后再一只脚、一只脚地慢慢离开，这样最后就能完成蝎子式了。

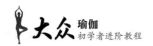
（四）仰卧体式中的运用

⭐ **1. 鱼式**

对于肩颈不太好、腰很硬的初学者,加上鱼式这种头部着地的动作,用瑜伽轮来尝试也是极好的学习方式。

先将瑜伽轮放在腰椎上,抬头,慢慢让身体躺在瑜伽轮上,臀部抬起,借助瑜伽轮增强背部、腿部肌肉群力量,之后再尝试双臂打开,最后双臂伸展放到头顶(见图 7-34)。

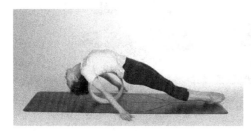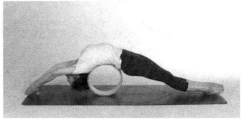

图 7-34　鱼式

鱼式练习不但可以缓解久坐导致的腰、背部压力,快速建立柔韧性,释放肌肉压力,疏通经络,去除水肿,增强腰部的柔韧性,促进血液回流头部,使头脑清醒,提高敏锐力,还能刺激内分泌、荷尔蒙分泌,有利于协调神经系统,同时还具有瘦腿功效。

⭐ **2. 桥式**

对于初学者来说,一开始不太会使用肩背力量和腿部力量同时协作来完成这个体式,同样可以使用瑜伽轮来训练完成。

先将瑜伽轮放在尾椎上,双手在身后撑地面,体验尾椎的内收,以及肩关节、手臂、胸部、大腿前侧的伸展,靠大腿内旋的力量和手、脚的稳定性控制。当学习能力提升后,可以上身躺下肩着地,屈膝,瑜伽轮放在尾椎上继续练习,这样减缓自身各肌肉力量不足的问题(见图7-35)。

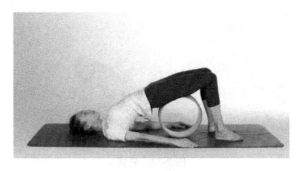

图 7-35　桥式

桥式练习同样可以增强背部、腿部肌肉群力量,缓解久坐导致的腰、背部压力,促进血液回流头部,使头脑清醒,提高敏锐力,还能刺激后背神经系统和内分泌系统。

★ 3. 坐姿提腹式

一开始手臂和腿部力量不足时,无法抬起臀部、伸展后背,这时借用瑜伽轮放在尾椎上,身体抬起后感受全身力量协调配合体验肌肉力量的提升,也能更好地放松颈部肌肉(见图7-36)。

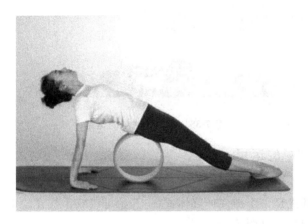

图 7-36　坐姿提腹式

(五) 俯卧体式中的运用

在用瑜伽轮放在脚背下做平板支撑练习时,一开始可以把瑜伽轮靠在墙边,虽然增加了很多不稳定因素,比直接在地面练习会更困难,但是能更大程度挑战全身的肌肉力量和平衡,待身体能力增强后可以腹部向下做平板支撑。通过瑜伽轮感知大腿内侧用力,并更好地体验体式中力量的走向(见图7-37)。

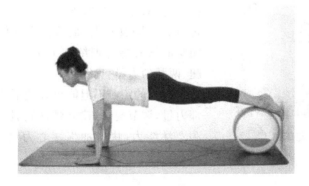

图 7-37　平板支撑

(六) 转体体式中的运用

瑜伽轮在脊柱扭转训练中,以增加负重的方式来加强锻炼活动能力,这样加大活动力度,可以增强腰腹力量,促进更多体式的完成,并使腹脏器官和腺体受益(见图7-38)。

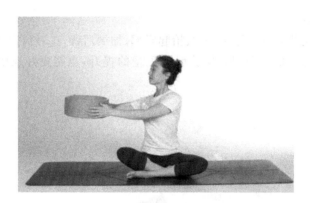

图 7-38　转体体式中的运用

（七）平衡体式中的运用

⭐ 1. 花环式

瑜伽轮上做花环式是一个加强伸展体式，一开始可以双手扶在轮上，之后待身体核心力量增强后，双手慢慢打开（见图 7-39）。

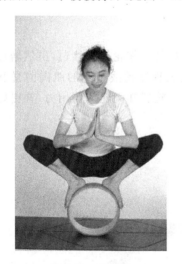

图 7-39　花环式

类似于这样的平衡体式动作尝试在瑜伽轮上练习时最好是有人协助。

⭐ 2. 俯撑平衡及单手单腿侧平衡

俯撑，让脚放在瑜伽轮上进行，其性质就是一种平衡练习，一开始让瑜伽轮靠在墙边，双肘撑地面，双脚、单脚支撑，感知腰腹核心力量，之后可以两脚交替离开轮，接下来双肘支撑就改为双手支撑，双脚逐渐过渡到单脚放轮上，最后提高到侧平衡，逐步来增强腰腹的核心能力训练和手腕、双臂、肩关节、背部、双腿、两踝的力量（见图 7-40）。

这样的练习不但能更好地锻炼平衡能力，加强腿部力量，调节腿形，建立骨盆底肌力量，训练平衡能力和专注能力，快速加强核心力量，加强腹直肌、腹横

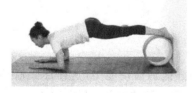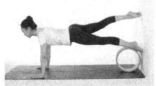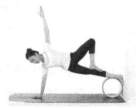

图 7-40　俯撑平衡及单手单腿侧平衡

肌、腹外斜肌及内在核心力量,也能培养核心稳定性。

⭐ 3. 舞蹈式

练习舞蹈式时,很多人的平衡性不稳定,加上手臂拉伸腿抬不起来,这时可以借瑜伽轮增加身体的平衡稳定性,会有意想不到的收获(见图7-41)。

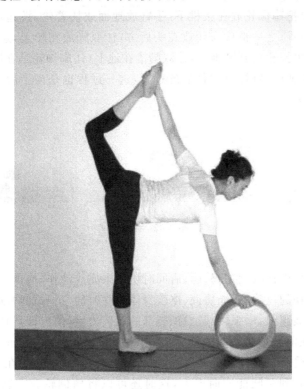

图 7-41　舞蹈式

(八) 倒立、支撑体式中的运用

瑜伽轮在配合完成初、中、高级瑜伽倒立体式中,能减少很多人对后弯及倒立的恐惧和压力。无论是头肩倒立、肘倒立还是手倒立等各种倒立,瑜伽轮都可以帮助练习者更快掌握体式,增强倒立体式需要的力量和平衡感,是稳定性培养的有效方法。对于慢起手倒立困难的修习者来说,瑜伽轮是很好的支持工具。在这类全面深化练习里,建立更多的柔韧性和平衡性,并伸展和加强全身的力量。各种用手来支撑的平衡体式动作,都可尝试在瑜伽轮上练习,这样能更好地锻炼平衡能力,同时加强核心稳定性和核心力量。

把瑜伽轮融入你最喜欢的瑜伽体式中,进一步伸展和练习,建立平衡,激发兴趣。使用瑜伽轮并不一定增加体式的难度,也并不一定降低原本体式的难度,但可以使体式更加好看。修习者可以创新各种瑜伽体式与"轮"的组合方式,来能增强兴趣和新鲜感。

瑜伽轮在高级体式中的运用是极好的,特别是对高级体式中的倒立练习有很好的辅助效果。倒立体式有增强手腕、双臂和背部肌肉群力量,刺激背部神经和荷尔蒙分泌,加速血液循环,让血液回流头部,舒缓头部紧张压力,延缓衰老的作用。

⭐ 1. 犁式

对于初学者练习犁式,可以利用瑜伽轮来完成学习,促进血液循环,增强腰、腹部的肌肉力量,使内部器官和腺体受益。

修习者开始可以把瑜伽轮放在腰椎下,手臂放地面或扶着轮,举起双腿,体验后背和核心力量推起双腿的过程;之后把瑜伽轮放在头后方,让双脚放在轮上,这时可以体验肩颈力量的提升;待适应后再把轮放到腰椎处,让双脚落在地上,让瑜伽轮贴在腰椎处,为的是能更好地体验后背垂直于地面,脊柱反向伸展的过程,这一过程也是为了后续肩倒立、手倒立体式的学习(见图7-42)。

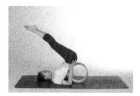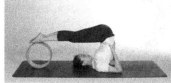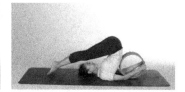

图 7-42 犁式

⭐ 2. 肩倒立式

肩倒立的练习,可以让腰、腹、臀、腿、肩同时协助来完成动作,瑜伽轮的辅助也是很好的选择,不但能降低受伤的风险,还能协调、体验身体倒立时的意识,加快动作学习的能力。促进血液循环,彻底伸展腹部,增强腰、腹、臀、腿部的肌肉力量,使内部器官和腺体受益。

肩倒立的练习在前面犁式训练的基础上,将瑜伽轮放在腰椎上,屈膝,让瑜伽轮从尾椎移动到胸椎,不断感受身体慢慢向上的过程;之后双脚放在瑜伽轮上,在犁式训练的基础上,两腿依次向上举起,直到两腿能同时向上,这时还可以将瑜伽轮放在胸背后面做一定的支撑,所以用瑜伽轮来练习肩倒立若方法掌握好是很安全的(见图7-43)。

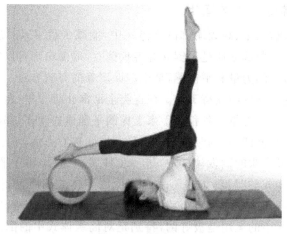

图 7-43 肩倒立式

🌟 3. 肘倒立、头倒立

做肘倒立时，可以尝试双肘、头支撑地面，后背靠墙，瑜伽轮在胸前，脚放在瑜伽轮上，一点点将腿推直，再慢慢尝试一条腿抬起放到墙上，然后将两条腿都放到墙上。

做头倒立时，瑜伽轮靠在墙边，让身体与墙有一腿距离，手、头支撑好后，让脚慢慢放到瑜伽轮上，再慢慢尝试一条腿抬起，直到两条腿都能离开瑜伽轮。

用瑜伽轮和墙辅助协调平衡，能加强倒立支撑身体的能力和身体平衡控制能力，在不断地反复尝试中最后完成体式（见图7-44）。

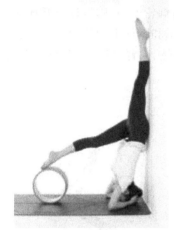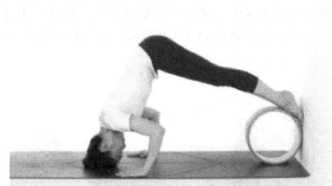

图 7-44　肘倒立、头倒立

🌟 4. 起重机式及双臂支撑

做起重机式的时候双手撑在瑜伽轮上，抬高身体与地面的距离，这时你会发现支撑起来会容易很多，和瑜伽砖垫高支撑原理是一样的；当要做分腿支撑时，把瑜伽轮垫在臀部下面，体会躯干慢慢离开瑜伽轮的过程，这样可以有效并快速地掌握动作（见图7-45）。

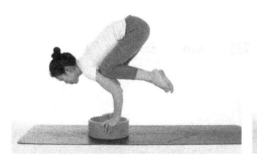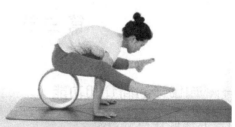

图 7-45　起重机式及双臂支撑

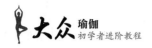
⭐ **5. 手倒立**

手倒立是很多练到高级体式的人很想完成的一个优美动作,这种需要超强手臂、腰背力量和核心稳定性的动作,全身协调平衡是关键,使用瑜伽轮可以很好地完成这样的体式,同时也能减少此动作练习时的风险。

双手撑地,背靠墙,瑜伽轮在胸前,屈膝,双脚背支撑在瑜伽轮上,臀部向上,先让手臂支撑上身的重量;之后两腿慢慢伸直,继续抬高臀部和身体,加强手臂支撑力量;接下来就可以尝试腿交替离开瑜伽轮,直到双腿可以离开;整个过程不断体验身体控制能力与手之间的配合。

还可以让瑜伽轮靠在墙边,双手撑在瑜伽轮前,让头靠在瑜伽轮上,双脚慢慢离开地面,这个动作能很好地体验腰腹力量带动双腿向上的过程,感受躯干和腿向上的能力,以增加活动幅度的方式来加深体式,借助瑜伽轮和墙来协调平衡。待手腕、双臂、背部和双腿的力量与身体平衡协调配合好后,这个动作就能顺利完成了(见图 7-46)。

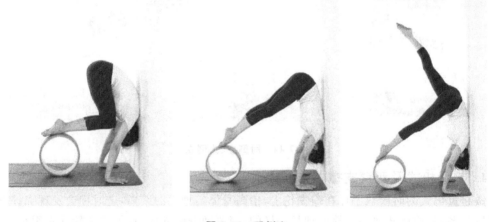

图 7-46 手倒立

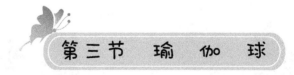
第三节 瑜 伽 球

🪷 **一、瑜伽球的简介和功能**

(一) 瑜伽球简介

瑜伽球运动最早起源于瑞士,曾被称为体操球、瑞士球、练习球、平稳球或者弹力球,是一种配合运动康复类的运动工具。多是由柔软的 PVC 材料制成,内层采用超耐压树脂材料,最高可承受 150 千克的压力。瑜伽球一般为直径 55 厘米或者 65 厘米的球,直径 55 厘米的球适合于身高为 1.5—1.7 米的人群,而 65 厘米的球是适合于身高 1.7—1.88 米的人群。瑜伽球把弹性和滚动性结合起来作用于整个身体,从而反弹了一部分力给予身体,以减少在锻炼过程中身体受伤的概率。使用瑜伽球不需要特殊的场地,简单易学,但练习中需要对球体有一定的控制能力。

瑜伽球最初是作为一种康复医疗设备,用来帮助那些运动神经受损的人恢复平衡和运动能力。康复理疗专家发现,球的形状和性质可以激活关节稳定性发展,同时增进平衡身体姿势所需的深层肌肉的能力,从而激发身体动作的能动性。目前,瑜伽球已应用于增强和治疗骨盆底部肌肉的失控病例,也用于预防临产前和生产时所受到的神经损伤。随着瑜伽球在康复腰、背、颈、髋、膝盖等功能和协调身体等作用的发挥,它的应用超出了理疗的单一范围,逐渐被延伸推广为一种流行的健康运动,并流传至美国、欧洲等地,经久不衰。

瑜伽球运动能够提高代谢率,消耗脂肪,借助简单的瑜伽运动,你可以循序渐进地塑造出你想要的身形。当人体与瑜伽球接触时,内部充气的健身球会均匀地接触人体的接触部位从而产生按摩作用,具有减轻精神压力,促进血液循环的作用。在胸、腹、背、臀、腿等肌肉群锻炼过程中,可以保持身体平衡、改善身体姿势以及预防运动损伤等,同时也是一种提高专注能力、增强四肢和脊椎的承受力的辅助器械。

瑜伽球运动有很强的趣味性。运动者在进行普通的器械运动,如跑步机、固定器材运动时,只能通过长时间地重复几个动作来消耗热量,这就使得运动者的健身过程非常枯燥乏味。瑜伽球改变了以往模式化的训练方式,让运动者多方向、多体式动作伴随着舒缓优美或热烈奔放的音乐,与球一起玩乐,运动者可坐在球上运动,也可抱起球来做各种不同姿势的运动,这样使得整个运动过程极富娱乐性。

(二) 瑜伽球的功能

(1) 瑜伽球能促进趣味训练。

(2) 瑜伽球能辅助按摩疗愈。

(3) 瑜伽球能增进健康减压。

(4) 瑜伽球能提升平衡训练。

(5) 瑜伽球能调节心肺功能。

(6) 瑜伽球能增强核心力量。

(7) 瑜伽球能纠正体态塑形。

二、瑜伽球的使用方法和注意事项

(一) 使用方法

瑜伽球是在传统瑜伽体位上,把球的弹性和滚动性结合起来的一种新兴的健身运动,适合于各种人群的身体锻炼,是一种方便、有效、有趣的健身活动。特别适用于小腹过胖,手、腿过粗的人们使用。

瑜伽球的练习主要集中在腰腹部、背部和腿部等体式中,练习时要配合缓慢、有节奏的呼吸进行伸展、挤压等动作,令肌肉得到有效的按摩、放松,并起到消耗脂肪的功效。尽管瑜伽球锻炼不易受伤,但是球的特性,无形之中就增加了身体需要的更多平衡,所以锻炼者尽量选择自己身体力行的动作。

以往的健身运动都是在地面或稳定性很强的器材上进行,运动者不用考虑太多身体的平衡问题。但瑜伽球则不同,它本身就是一个不稳定的支撑底部,如果在练习中忽略那些能够使你保持平衡的深层肌肉协作,就很容易导致膝盖、脚踝或者肩背受到损伤,因此当你打算在球上做任何运动时,一定要记得先做到平衡你的身体,在运动中要学会调动深层的肌肉力量配合,这样才能更好地有助于训练人体的平衡能力。

根据身材选择合适的瑜伽球,参考标准如表 7-1 所示。

表 7-1　瑜伽球选择标准参考表

身　　高	球　　号
1.5—1.6 米	选择 55—60 厘米的球号
1.6—1.7 米	选择 60—65 厘米的球号
1.7—1.75 米	选择 65—70 厘米的球号
1.75 米以上	选择 70—75 厘米的球号

(二)注意事项

瑜伽球适合任何人群锻炼,包括需要康复治疗的人群,所以是非常安全的辅助用具。但在做运动时需要注意,球打气到"八分饱",这样球身更有弹性,方便做夹与抓握的动作;人体时常会和球接触,宽松的衣服会使动作不灵便,鞋子最好选择防滑底的或赤脚;每个人天生的体质和柔韧度不同,初学者练习瑜伽时动作不到位是非常正常的,注意自己身体的局限性,不要盲目强迫自己完成动作,这样只会带来身体的伤害。

瑜伽球作为一个"不稳定"的瑜伽辅具,当你借助球离开地面时,要努力保持平衡不让球滚动,控制自己不要从球上落下,这都是需要腿、腰、腹部的肌肉力量控制和身体协调性的保持;在练习后弯过程中,每个体式都有不同级别,颈椎病和甲亢患者不能过度向后,可以停留在初级体式上。一般来说,大球比较容易保持平衡,小球较轻,平衡较难控制。

三、瑜伽球在各体式中的运用

(一)坐姿体式中的运用

★ 1. 坐姿弹动(纠正体态)

鉴于瑜伽球的这种独特功效,有些理疗专家甚至建议,在办公室和学校里用健身球代替凳子,因为这不仅能使久坐的上班族和学生们的姿势变得更好,而且还能提高办公和学习时的注意力。

当你坐在瑜伽球上的时候,在不断控制身体稳定的过程中,身体各部位也会不断地做细微调整,这些细微调整有助于刺激脊柱中椎间盘的血液循环,通过随时地调整自己身体重心和平衡的同时,增加了脊柱的运动,让你不由自主地坐直,打开肩膀,矫正长期以来的错误坐姿,并能促进增强腰背和腹部力量。

坐在瑜伽球上,练习者可以双腿并拢也可以两腿分开,双手可以放在胸前,也可双臂前平、侧平或上举,臀部可以左右摆动也可以前后摇动来增加运动幅度和强度,练习中保持腰背挺直、挺胸收腹,这种运动方式对瘦腰瘦腹也是非常有效的(见图7-47)。

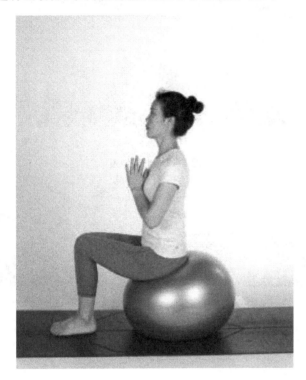

图7-47 坐姿弹动(纠正体态)

⭐ 2. 坐姿伸展、腿部拉伸

坐在瑜伽球上,身体左右拉伸;也可双腿向前,身体前倾做坐姿前屈(见图7-48)。

坐地面,单脚或双脚放在瑜伽球上,身体向前做腿部拉伸。

借用瑜伽球做腿部拉伸,可以温和地以自身情况掌握身体的承受力,同时还能适当增加腿部的肌肉力量(见图7-49)。

(二)跪姿体式中的运用

⭐ 1. 婴儿式

双手撑地面,跪坐在瑜伽球上,前胸贴紧大腿,低头,放松后背。注意身体控制好平衡。

此动作利用球的缓冲力,让身体能更有效地缓解后背的肌肉紧张,同时还能减轻腿部对身体的重力,更好地放松肩颈肌肉(见图7-50)。

⭐ 2. 肩颈拉伸动作

跪姿,双臂放在瑜伽球上,双肩向下拉伸,因为瑜伽球柔软,所以可以让身体有很好的适

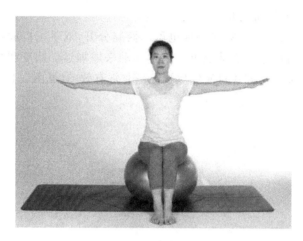

图 7-48　坐姿伸展

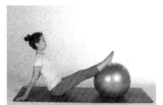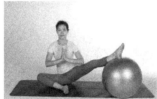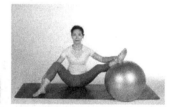

图 7-49　腿部拉伸

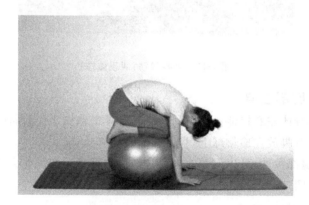

图 7-50　婴儿式

应性。

在瑜伽球上练习肩颈拉伸更安全,避免了对关节造成强大冲击和运动伤害(见图 7-51)。

⭐ **3. 骆驼式、腰部柔软动作**

跪姿,双臂向后躺在瑜伽球上,头、脊柱放在球上,随着身体情况可以把手臂慢慢放下。

对于腰背很硬的初学者,用瑜伽球来练习骆驼式是很好的,球的支撑不但减轻人向后的恐惧心理,还能更大程度让脊柱适应下腰的柔韧性练习(见图 7-52)。

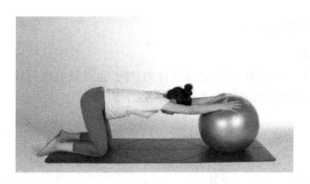

图 7-51　肩颈拉伸动作

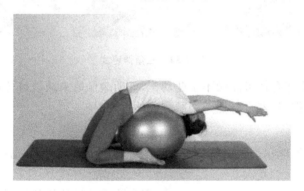

图 7-52　骆驼式、腰部柔软动作

⭐ 4. 门闩式

跪在地面,一腿向外侧打开,把球放在打开腿的外侧,同侧的手放在球上,另一侧手臂打开贴紧耳旁,之后拨球到体前、体后,坐下,换手,换腿,拨球到另一侧,两腿可以交替练习。既可以保持静止动作,也可以两边交换动态练习,根据身体情况做 10—20 次(见图 7-53)。

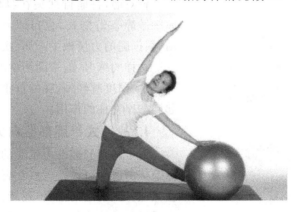

图 7-53　门闩式

通过瑜伽球做这样的练习,一是可以缓解身体柔韧性不足,通过动态练习,加强腰、腿、臀部肌肉锻炼,还能减除这些部位的多余脂肪,达到修身塑形目的。

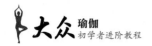

（三）站姿体式中的运用

⭐ 1. 三角伸展式

在三角式不同体式练习中，可以把球放在两腿间，也可以放在身体一侧，做侧三角伸展；还可以放在体前做前屈时，将身体放在球上（见图7-54）。

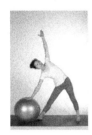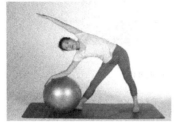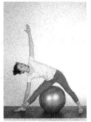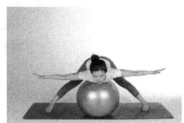

图 7-54　三角伸展式

有些人因为腰背部有伤可能做不了此动作，借助瑜伽球来减轻身体的负重，帮助身体修复运动能力，减少损伤，随着自身能力增减完成体式练习。

⭐ 2. 风吹树式

两腿并拢，双手抱球在头顶上方，左右拉伸，可以保持静止动作，也可以两边交换动态练习，根据身体情况做10—20次。

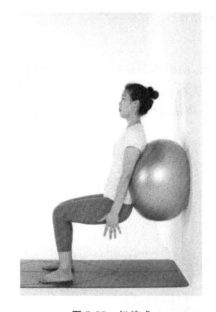

图 7-55　幻椅式

通过瑜伽球做这样的练习，一是可以缓解腰部柔韧性和力量的不足，通过动态练习，还能提高腰的灵活性，加强腰、腿部肌肉锻炼，减少这些部位的多余脂肪，是瘦腰初级动作。

⭐ 3. 幻椅式

背对墙，将瑜伽球夹在身体和墙中间，可以半屈膝做静态幻椅式，也可以将球贴紧脊柱上下运动，根据腿的力量做10—20次（见图7-55）。

这样的练习，能帮助初学者提升腿部及核心力量，最大限度减轻腰、腿的负重；通过上下运动还能起到按摩脊柱的作用。

⭐ 4. 战斗式等腿部肌肉力量训练

对于腿部和髋部力量弱的初学者，选择用瑜伽球锻炼的时候可以把球放在臀部下面，这样不但不会减低体式的运动强度，还能减少腿部和髋部因为力量不足而造成的损伤（见图7-56）。

双手握球上举做战斗式时能增加运动强度，加强胸部、肩膀、腿部、臀部的肌肉伸展和力量（见图7-57）。

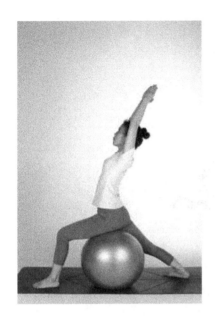

图 7-56　战斗式

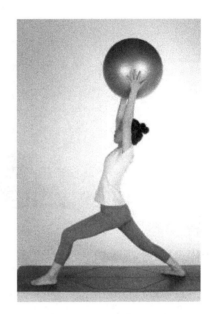

图 7-57　腿部肌肉力量训练

⭐ 5. 下犬式、顶峰式

做下犬式时,初学者因为肩关节僵硬,腿部韧带差,用瑜伽球增加支撑,既能缓解腰背和腿部的压力,还能更好地让初学者感受体式中每个细节动作(见图 7-58)。

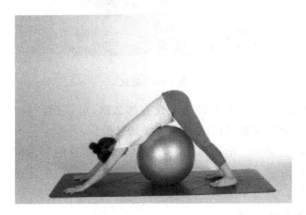

图 7-58　下犬式

顶峰式这样的高级体式借助瑜伽球支撑是很好的,把球放在胸前,减少肩关节的负荷,还能更好地锻炼腰、腿、臀部肌肉力量,帮助腿更好地抬起,完成体式并达到锻炼效果。有效刺激背部神经系统,有利于荷尔蒙分泌,加速头部血流速度(见图 7-59)。

⭐ 6. 轮式

坐在瑜伽球上,双脚踩实地面,大腿向前让球滑到背上,头向后慢慢下腰,待腰的柔韧性提升后再选择双手向后放在地上支撑,确定腰腿有足够力量后再抬起臀部,逐渐适应后完成

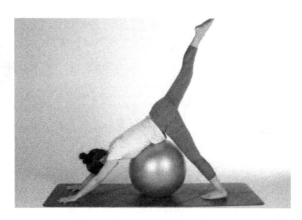

图 7-59　顶峰式

这个体式（见图 7-60）。

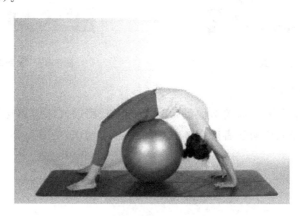

图 7-60　轮式

　　躺在球上做单腿轮式，你会觉得轮式也没有那么难，可以很轻松完美地完成，既达到了腰腿力量和柔韧性的训练，又能让轮式的风险降到最低。

　　轮式是高级体式，也是一个全面深化练习的体式，有了球的帮助能建立更多的柔韧性和平衡感，并加强全身的力量。虽然有了瑜伽球的支撑风险很低，但还是需要确定自己身体能力的情况才可以开始练习。

（四）仰卧体式中的运用

★ 1. 脊柱按摩与放松

　　缓解肩膀与脊柱关节的紧张和压力，对延展和增强脊柱柔韧性，改善脊柱僵硬，调节呼吸系统，帮助打开胸腔、腋窝释放压力，预防脊柱病变和女性乳腺问题效果非常好。

　　辅助脊柱放松和灵活脊柱是瑜伽球的一大特点，瑜伽球非常符合人体脊柱的弧度，可支撑起整个后背，让力量能放松舒展到脊柱的每一节椎体，后弯打开胸腔，还能放松颈部肌肉，预防肌肉劳损。对于难以坐直的练习者，瑜伽球更是保护脊柱的有效工具（见图 7-61）。

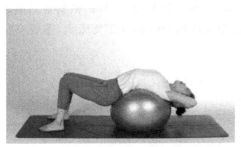 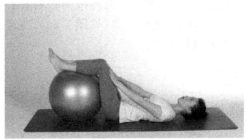

图 7-61　脊柱按摩与放松

⭐ 2. 瘦腰、细腿训练

让瑜伽球支撑后背,或是放在腿下做放松功,臀部坐在地上,两脚慢慢向前伸直,让整个后背躺在球上,双臂自然放在两侧,靠腰和臀的力量弹压球体(见图 7-62)。

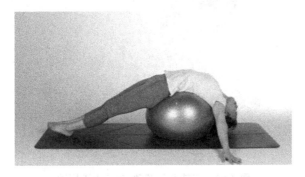

图 7-62　四肢伸展

对于初学者或腰椎不好的锻炼者,这样既能按摩脊柱,还能给予自身能承受的力量来达到锻炼腰、腹、腿的目的。

平躺在垫子上,两小腿夹球屈腿举起,尽量保证大腿垂直于地面,吸气,上体起身向左,吐气,躺下,再吸气,起身向后,重复 10—20 次,可锻炼腰腹(见图 7-63)。

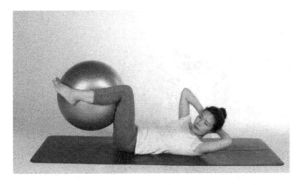

图 7-63　夹球收腹

平躺在垫子上,两臂放身体两侧的地面上,两脚夹球直腿举起,夹球的两脚前后滚动球,重复 20—30 次,有瘦腿功效(见图 7-64)。(注意脚来回运动时幅度不要太大,不要穿袜子,以免球很容易掉下来。)

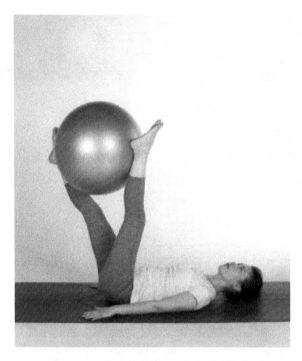

图 7-64　夹球前后滚动、夹球上下摆动

还可以两脚夹球后上下抬腿运动,做 15—20 次,幅度随自身情况加大,可瘦腰、腹、腿。

平躺在垫子上,两小腿放在球上,吸气,起上身,双手去触摸两膝,吐气,身体躺下,重复 10—20 次,有锻炼腰、腹部及瘦腿功效(见图 7-65)。

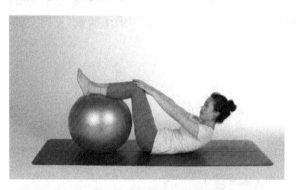

图 7-65　仰卧起身

侧卧在垫子上,两小腿夹球向上抬起,保持停留 15—30 秒,也可以上下摆动重复 10—20 次,对瘦腰、腹部及美化腿形效果很好(见图 7-66)。

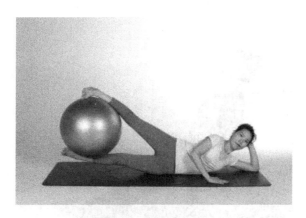

图 7-66　侧卧夹球上提

坐在垫子上,双手撑在臀部后方,两腿并拢,小腿放在球上,吸气,臀部向上顶起,抬起上身(到极限),吐气,臀部坐下,重复 10—20 次,对瘦腰、腹部及美化腿形效果很好(见图 7-67)。

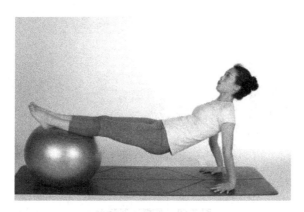

图 7-67　坐姿提腹式

此练习动作在没有很好的腰腹力量和身体平衡性时,不宜随便尝试,以免拉伤身体肌肉。

背对瑜伽球,双手撑在球体上,两腿并拢向前伸,吸气,臀部向上顶起,抬起上身(到极限),吐气,臀部向下,靠在球上,重复 10—20 次,对瘦腰、腹部及美化腿形效果很好,同时还能瘦手臂(见图 7-68)。

此练习动作为高级体式动作,没有很好的腰腹力量和身体平衡性,不宜随便尝试,以免拉伤身体肌肉。

臀部坐在地上,两脚慢慢向前移动,让整个肩、背躺在球上,小腿垂直于地面,两臂向上举,吸气,臀部抬起,吐气,臀部向下,上下运动,重复 10—20 次,有锻炼腰、腹部及瘦腿功效(见图 7-69)。

臀部坐在地上,两脚慢慢向前移动,腰、臀靠在球上,双手抱头,左右转身,重复 20—30

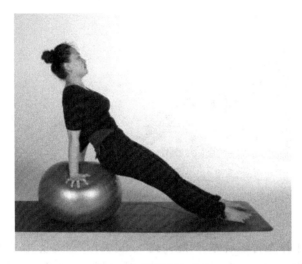

图 7-68　撑球上下移动

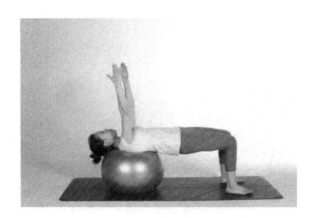

图 7-69　肩撑腹肌运动

次,有锻炼腰、腹部及瘦腿功效(见图 7-70)。(注意随着自身平衡和协调力的增强再逐渐加大幅度)。

　　平躺在垫子上,两小腿放在球上(也可以两脚踩在球上),吸气,起上身,抬起一条腿,保持好平衡,停留 15—30 秒,换腿。对瘦腰腹、美化腿形、瘦臂效果很好(见图 7-71)。

⭐ 3. 鱼式

　　臀部坐在地上、背对球,双手向后扶球,两脚收到臀部旁,慢慢向后让整个后背躺在球上,双臂向后伸,保持好平衡后,再慢慢让双手触摸地面和伸直双腿(见图 7-72)。

　　对于肩颈不好、腰背很硬,加上头部向后着地不适应、不敢完成此动作的初学者,用瑜伽球来协助适应完成动作会相对容易些。

　　鱼式练习不但可以缓解久坐导致的腰背部压力,快速建立柔韧性,释放肌肉压力,疏通经络、去除水肿,增强腰部的柔韧性,促进血液回流头部,使头脑清醒,提高敏锐力,还能刺激

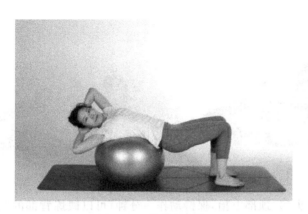

图 7-70 仰卧左右转

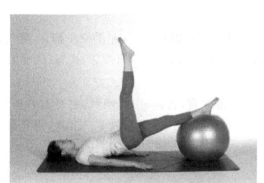 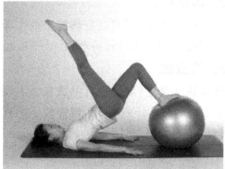

图 7-71 单腿伸展式

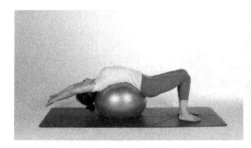 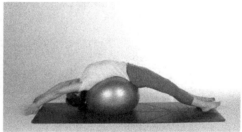

图 7-72 鱼式

荷尔蒙分泌,有利于协调神经系统。加上瑜伽球的支撑还能按摩脊柱,增强背部、腿部肌肉群力量。

(五)俯卧体式中的运用

⭐ **1. 腹部按摩**

腹部趴在球上,双臂也自然放松放在球上,双腿伸直,脚趾着地,靠脚腕力量推动身体在球上滚动,均匀地按摩腹部,这有益于促进血液循环(见图 7-73)。

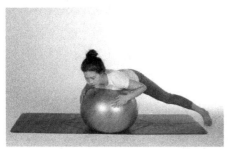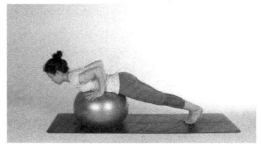

图 7-73　腹部按摩

手掌按在球上,头部、颈部上抬,保持动作一分钟,可以锻炼背部的肌肉,增强后背肌肉、改善背部肌肉劳损和身体姿态。

⭐ 2. 单腿弓式

腹部趴在球上,双臂也自然放松放在球上,双腿伸直,脚趾着地,左手拉左脚背,吸气,抬高左腿,伸出右臂,均匀保持呼吸 15—30 秒,慢慢放下后换腿练习,有瘦腰、提臀、美腿效果。

⭐ 3. 蝗虫式

腹部趴在球上,双臂也自然放松放在球上,双腿伸直,脚趾着地,吸气,打开双臂抬起身体,均匀保持呼吸 15—30 秒,慢慢放下后换腿练习;也可上下运动,做 8—12 次,有瘦腰、提臀、美背、美腿效果(见图7-74)。

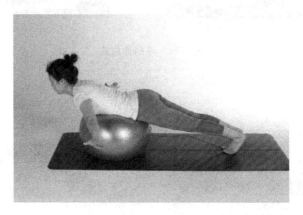

图 7-74　蝗虫式

身体趴在地上,两小腿夹球,吸气,打开双臂,抬起身体,双腿从后面抬起,均匀保持呼吸 15—30 秒,慢慢放下;也可上下运动,做 8—12 次,有瘦腰、提臀、美背、美腿效果(见图7-75)。

腹部趴在球上,双臂撑在地上,双腿伸直,脚趾着地,吸气,抬高一腿,均匀保持呼吸 15—30 秒,慢慢放下后换腿练习,也可上下运动,做 8—12 次,有瘦腰、提臀效果(见图7-76)。

腹部趴在球上,双臂撑在地上稍远,双腿伸直,脚趾着地,吸气,抬高双腿,均匀保持呼吸 15—30 秒,慢慢放下,有瘦腰、提臀效果。

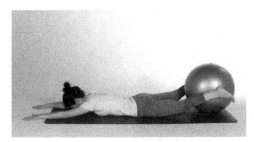
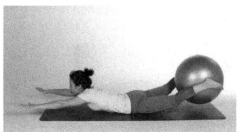

图 7-75　俯卧夹球抬腿

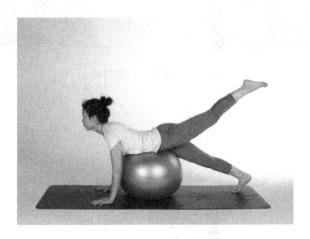

图 7-76　俯卧抬单腿

（六）转体体式中的运用

⭐ **1. 坐姿脊柱扭转式**

坐在瑜伽球上，两腿自然分开，双臂前平，吸气，左肘带身体左转到身体极限，吐气，返回，再吸气，右肘带身体右转，吐气返回，重复 10—20 次（见图 7-77）。

瑜伽球在脊柱扭转训练中可以根据身体能力逐渐加强幅度，不但可以慢慢增强腰腹力量和训练平衡，还很安全。

坐在瑜伽球上，两手叉腰，两腿并拢，吸气左转，右臂靠近左小腿，吐气，返回，再吸气右转，左臂靠近右小腿，吐气返回，重复 10—20 次（见图 7-77）。

在瑜伽球上做脊柱扭转训练温和而适中，很适合身体力量弱的人和康复病人，同样还能锻炼腰腹力量和平衡训练。

⭐ **2. 三角脊柱扭转式**

两腿分开 2—3 肩宽，瑜伽球放在体前，吸气，右手拨球向左，右手背放球体外侧，左臂向上打开，吐气，换左手拨球向右，左手背放球体外侧，重复 10—20 次（见图 7-78）。

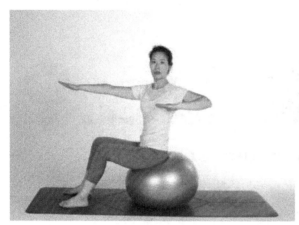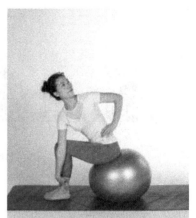

图 7-77　坐姿脊柱扭转式

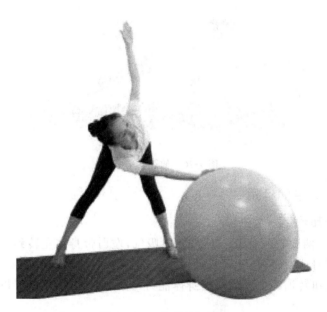

图 7-78　三角脊柱扭转式

增强腰腹力量,刺激腹脏器官和腺体。

(七) 平衡体式中的运用

⭐ **1. 坐姿提腿式**

　　坐在瑜伽球上抬高一腿,这比普通坐在球上平衡难度会增加一些,但这个动作对腰腿受伤恢复及调整身体平衡性很有益,也是比较安全的一种平衡训练。之后可以将抬高的腿左右移动以加大难度,在前面的基础上增加平衡训练(见图 7-79)。

⭐ **2. 侧平衡——瘦腰、细腿训练**

　　左手侧身抱住瑜伽球,右手扶在球前,左腿跪地,让大腿伸展开保持伸直,吸气,抬高右

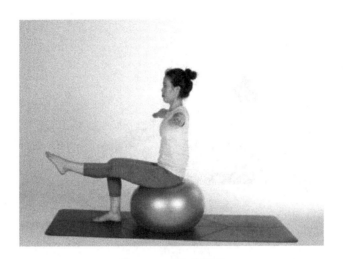

图 7-79　坐姿提腿式

腿与地面保持水平,均匀保持呼吸 15—30 秒,慢慢放下;也可上下运动,做 8—12 次。之后换方向、换腿练习。靠协调背部、腰部、腹部、腿部肌肉来控制平衡(见图 7-80)。

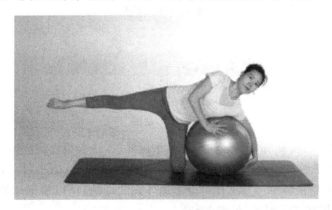

图 7-80　跪姿侧平衡

★ 3．肘撑、掌撑——腰腹核心训练

面对球跪在地面上,双肘撑瑜伽球上,两腿依次向后伸、并拢,保持身体成斜板式,均匀保持呼吸 15—30 秒,下来时一腿一腿依次跪回。也可两腿依次分开运动,做 12—20 次。注意安全,靠协调背部、腰部、腹部、腿部肌肉来控制平衡(见图 7-81)。

背对球跪在地面上,双肘或双手在前面撑起,双脚依次放到球上,保持身体成斜板式,均匀保持呼吸 15—30 秒,下来时一腿一腿依次跪回。也可俯撑,上下运动增加难度和腰腹力量,做 8—12 次,此动作为高级体式,需确定自身能力后再练习。注意安全,靠协调背部、腰部、腹部、腿部肌肉来控制平衡(见图 7-82)。

★ 4．战斗三式

瑜伽球放在体前,右手扶球上,抬高右腿,左臂与地面平行成战斗三式,均匀保持呼吸

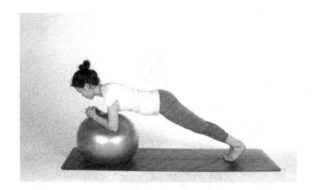

图 7-81 肘撑

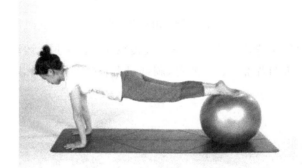

图 7-82 掌撑

15—30 秒，慢慢放下后换腿练习。这样能降低平衡要求，让人很快适应体式训练。

双手抱瑜伽球举到头顶，做战斗三式，抬高的腿和双臂与地面平行，均匀保持呼吸 15—30 秒，慢慢放下，之后换腿练习。这样可以增加体式的训练，所以瑜伽球的运用不一定是降低体式要求，也能提高体式要求（见图 7-83）。

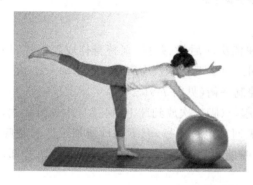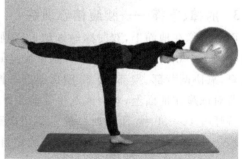

图 7-83 战斗三式

（八）倒立体式中的运用

⭐ 1. 犁式

平躺在垫子上,两脚踩在瑜伽球上,两臂放体侧,吸气,抬高臀部,均匀保持呼吸 15—30 秒。学习犁式前借用瑜伽球练习感知后背离地的感觉,可以帮助身体很快体会体式动作的要领。

平躺在垫子上,两小腿夹住瑜伽球,两臂放体侧,吸气,夹住球做犁式,均匀保持呼吸 15—30 秒,这可以增加体式难度和强度(见图 7-84)。

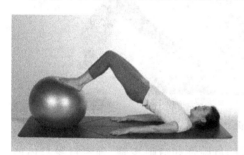 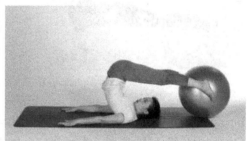

图 7-84　犁式

⭐ 2. 肩倒立式

平躺在垫子上,两小腿夹住瑜伽球,两臂放体侧,吸气,夹住球做肩倒立式,均匀保持呼吸 15—30 秒,这可以增加体式难度和强度。

⭐ 3. 头倒立式

坐在瑜伽球上,身体慢慢向后倒,双手撑地,控制身体平衡,之后慢慢把头放在两手间的地面上,并腿、屈膝、收腹,让双腿举起向上,均匀保持呼吸 15—30 秒(见图 7-85)。

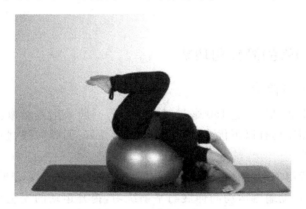

图 7-85　头倒立式

此动作为高级体式,注意首先确定自身能力才开始练习,同时大腿垂直于地面,不要靠近身体,这样会因为腰不能贴合球而从球上摔下来。

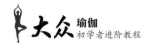

⭐ **4. 倒立式**

背对球跪在地面上,双手撑起,双腿依次放到球上,保持身体成斜板式,之后双手依次走向球的方向,抬高臀部,慢慢让身体直立起来,待身体力量增强后,可以尝试慢慢抬起一条腿,感受手倒立体式(见图 7-86)。

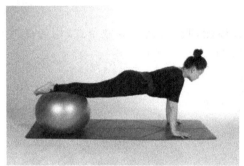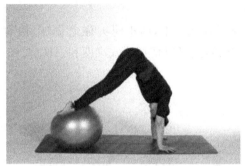

图 7-86　倒立式

此动作为高级体式,注意首先了解这个体式的危险性和清晰步骤,确定自身身体能力后才可以尝试,不要因为它的好处而盲目练习,同时记得是手移动靠近身体,如果用脚拨球靠近身体会很容易从球上摔下来,在练习中靠手臂、背部、腰部、腹部、腿部等全身肌肉协调来控制平衡完成动作。

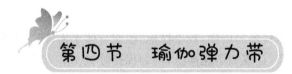
第四节　瑜伽弹力带

🪷 **一、瑜伽弹力带的简介和功能**

（一）瑜伽弹力带简介

瑜伽弹力带长 1500 毫米,宽 150 毫米,颜色丰富,一般采用天然橡胶制作而成,与人工合成的瑜伽弹力带相比具有以下优点:柔软、耐磨、弹性好、回弹力强、强度高、综合性能好、可水洗及用干湿布擦。

瑜伽弹力带一般用来锻炼肌力、稳定姿势及肌力控制练习,不易变形,不易撕裂,有助于改善身体曲线,有效辅助瑜伽运动的伸展与平衡练习,提升运动的安全与舒适,是使身心放松与练习的完美辅具,是修习瑜伽和普拉提的最佳辅助用品,能增加锻炼的趣味性,改变单一的锻炼方式。

瑜伽弹力带可以均衡身体拉力抗阻,有效舒展及锻炼全身肌肉和改善身体活动能力,塑造完美身体曲线,达到更好的塑形目的。

（二）瑜伽弹力带的功能

（1）瑜伽弹力带能促进趣味训练。

（2）瑜伽弹力带能改善活动能力。

（3）瑜伽弹力带能调节身心姿态。

（4）瑜伽弹力带能增进肌肉伸展。

（5）瑜伽弹力带能增强肌力抗阻。

（6）瑜伽弹力带能提升柔韧平衡。

（7）瑜伽弹力带能塑造身体曲线。

二、瑜伽弹力带的使用方法和注意事项

（一）使用方法

瑜伽弹力带只有在绷紧的状态下才会产生阻力，长度被拉伸得越长，产生的阻力越大，可以根据自身的能力来调节阻力的大小。每个部位锻炼到肌肉略感疲惫、酸胀则为强度合适，切记不要太过量而造成肌肉损伤。

在使用瑜伽弹力带的过程中，首先需要在每次锻炼时都记得固定好两端，手握弹力带可在手上环绕至少一圈来保证抓握的牢固，有时因动作或身高还可多缠绕几圈，以免因松动、脱离而对使用者产生伤害。

注意锻炼时应保持挺胸收腹，不要憋气，保证动作用力时吸气、放松时吐气，均匀缓慢、保持呼吸，控制好身体姿势。每次练习前，最好有 5—10 分钟的拉伸动作，让肌肉预热，以预防损伤。

（二）注意事项

初学者在使用瑜伽弹力带时最好有专业老师进行指导，这样可以减少拉伤和起到应有的效果。如果在家练习请掌握好锻炼方法，切勿用力过猛和操之过急。使用过程中避免弹力带与尖锐物品或粗糙表面接触，发现破损应避免使用。

三、美背细臂组合

（一）盘腿左右拉伸

盘腿坐下，将瑜伽弹力带一折二或一折四后握住两端，双手举过头顶，吸气向左，吐气回正，再吸气向右，吐气回正，来回一次，重复 12—20 次。此动作可让手臂、身体预热适应（见图 7-87）。

注意抬头挺胸、腰背挺直坐好，身体左右幅度随身体能力加大。

（二）坐姿扩胸式

盘腿坐下，左腿盘着，右腿屈膝向上，瑜伽弹力带一折二，双手握两端，弹力带中间踩在右脚下，屈肘，两手掌心相对，吸气，打开双臂伸直（或到极限），吐气放松，来回一次，重复12—20 次，之后换腿练习（见图 7-88）。

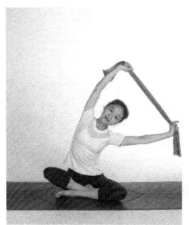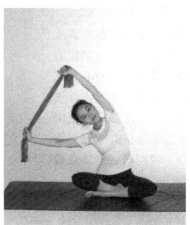

图 7-87 盘腿左右拉伸

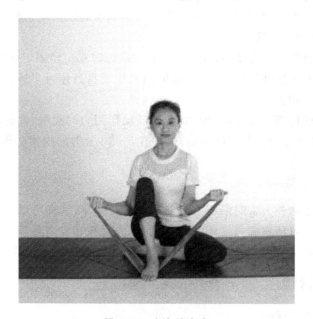

图 7-88 坐姿扩胸式

注意抬头挺胸、腰背挺直坐好,手臂打开用力时不要完全靠手臂力量拉伸,需要同时用斜方肌、背阔肌、手臂肌肉的力量协调配合练习,这样才能慢慢让手臂伸直。

(三) 脚蹬拉伸式

两腿并拢、伸直坐下,双手握瑜伽弹力带两端,手上绕一圈,两脚蹬在弹力带中间,吸气、屈肘向身后拉,吐气放松,来回一次,重复 12—20 次。如果觉得弹力带给予的力量不足,可以在手上再绕一圈(见图 7-89)。

注意抬头挺胸、腰背挺直坐好,肘关节向后拉伸的时候贴紧腰部向后,不要向身体两侧

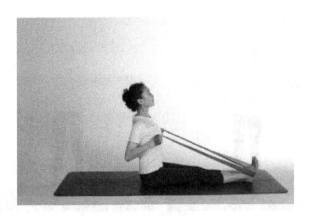

图 7-89　脚蹬拉伸式

运动,需要同时用背阔肌、三角肌、胸大肌、手臂肌肉的力量协调配合练习。

(四)坐姿后屈拉伸式

坐下,左腿在前、右腿在后,双手握瑜伽弹力带两端,右脚勾在弹力带中间,屈臂于头顶上方,吸气,双臂向上拉,吐气放松,来回一次,重复 12—20 次,换腿、换方向练习。如果觉得弹力带给予的力量不足,可以在手上再绕一圈(见图 7-90)。

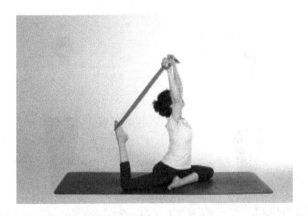

图 7-90　坐姿后屈拉伸式

注意抬头挺胸、腰背挺直,在运动时肘关节一直向上,向上拉伸时靠斜方肌、背阔肌、三角肌和手臂肌肉力量协调配合练习。

(五)双臂扩胸拉伸

两腿并拢站立,将瑜伽弹力带一折二后握住两端,双手前平举,吸气,双臂同时向外拉,吐气放松,来回一次,重复 12—20 次(见图 7-91)。

注意抬头挺胸、腰背挺直,拉伸时不要过急,拉到自己能承受的程度,也不要因为力量大打开超过 180 度,向外拉伸时靠斜方肌、背阔肌、三角肌力量协调配合打开,收回时再增加胸大肌控制返回。

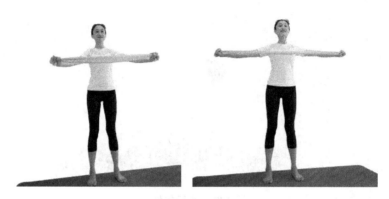

图 7-91　双臂扩胸拉伸

（六）双臂上下拉伸

两腿并拢站立，瑜伽弹力带一折二，双手握两端伸直，双臂上举，吸气，双臂同时向下拉，吐气放松，来回一次，重复 12—20 次（见图 7-92）。

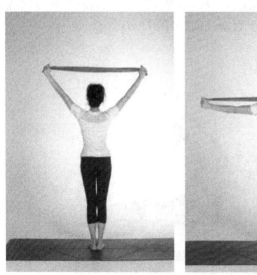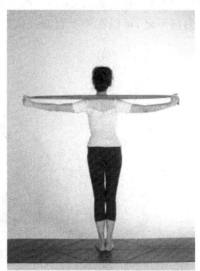

图 7-92　双臂上下拉伸

注意抬头挺胸、腰背挺直，拉伸时不要过急，拉到自己能承受的程度，主要用斜方肌、背阔肌、三角肌的力量带动手臂运动，可以开始尝试较小幅度，慢慢适应后再加大幅度，拉动时不要驼背。

（七）站立单臂侧拉

两腿并拢站立，右手握瑜伽弹力带两端在手上绕一圈，右脚踩在弹力带中间，左手叉腰，吸气，右臂向侧拉起到上方，吐气放松，来回一次，重复 12—20 次，之后换手臂练习。如果觉得弹力带给予的力量不足,可以在手上再绕一圈(见图 7-93)。

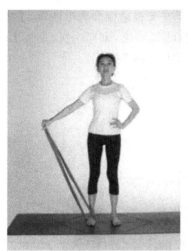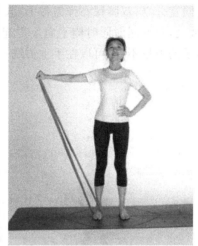

图 7-93　站立单臂侧拉

　　注意抬头挺胸、腰背挺直,拉伸时不要过急,拉到自己能承受的程度,同时靠斜方肌、背阔肌、三角肌、腹外斜肌和手臂肌肉的力量协调配合练习。

(八) 站立双臂侧拉

　　两腿并拢站立,双手握瑜伽弹力带两端,双脚踩在弹力带中间,双手放松于体侧,吸气,双臂同时向两侧拉起,吐气放松,重复 12—20 次。如果觉得弹力带给予的力量不足,可以在手上再绕一圈(见图 7-94)。

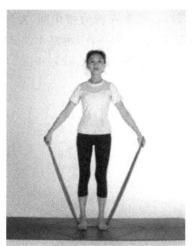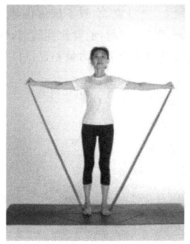

图 7-94　站立双臂侧拉

　　注意抬头挺胸、腰背挺直,拉伸时不要过急,拉到自己能承受的程度,同时靠斜方肌、背阔肌、三角肌、腹外斜肌和手臂肌肉的力量协调配合练习。

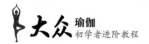

（九）站立双臂体前提拉

两腿与肩同宽分立，双脚踩在弹力带上，双手交叉握瑜伽弹力带两端，手上绕一圈，双手放松于体前，吸气，双臂屈肘同时侧平向上提起，吐气放松，来回一次，重复 12—20 次，如果觉得弹力带给予的力量不足，可以在手上再绕一圈（见图 7-95）。

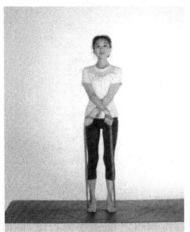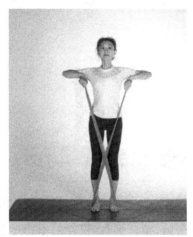

图 7-95　站立双臂体前提拉

注意抬头挺胸、腰背挺直，肘关节向上提的时候双手在下不要抬起，拉伸时不要过急，拉到自己能承受的程度，同时靠斜方肌、背阔肌、三角肌、腹外斜肌和手臂肌肉的力量协调配合练习。

（十）后踏胸前屈臂拉伸

两腿并拢站立，上身直立，双手握瑜伽弹力带，右脚踩在弹力带中间，左脚向前做弓步，双肘夹在腰两侧，吸气，屈肘，前臂拉到胸前，吐气放松，来回一次，重复 12—20 次，换腿重复一遍。如果觉得弹力带给予的力量不足，可以在手上再绕一圈（见图 7-96）。

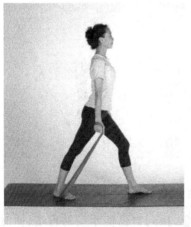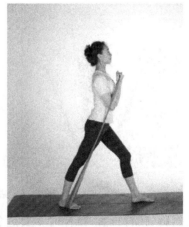

图 7-96　后踏胸前屈臂拉伸

　　注意腰背挺直、上身直立，肘关节向上提的时候双肘尽量夹住身体，拉伸时不要过急，同时靠背阔肌、三角肌和肱二头肌、肱三头肌的力量协调配合练习。

（十一）前踏胸前提肘拉伸

　　将瑜伽弹力带一折二，左脚踩在弹力带中间向前做弓步，弹力带合并，右手握在中部（也可将弹力带缠绕手中），上身前倾，吸气，右臂肘关节向上提起，吐气放松，来回一次，重复12—20次，换腿、换手臂练习。也可以根据手臂力量调整手握弹力带的位置（见图7-97）。

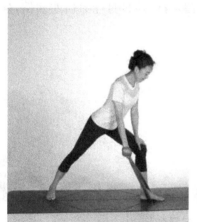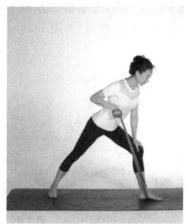

图 7-97　前踏胸前提肘拉伸

　　注意腰背挺直、上身前倾，肘关节向上提的时候贴紧身体向上，不要向外用力，拉伸时不要过急，向下时控制，同时靠背阔肌、斜方肌、三角肌和肱二头肌、肱三头肌的力量协调配合练习。

（十二）弓步体前直臂拉伸

　　将瑜伽弹力带一折二，两腿分开，一手握弹力带，左脚踩在弹力带中间，两手握住弹力带，在手上绕一圈，右脚向侧成弓步，吸气，直臂向上提起，吐气放松，来回一次，重复12—20次，换腿重复一遍。如果觉得弹力带给予的力量不足，可以在手上再绕一圈（见图7-98）。

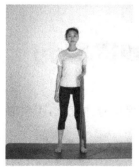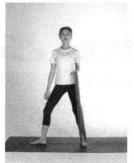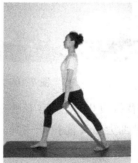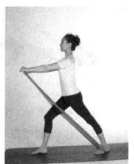

图 7-98　弓步体前直臂拉伸

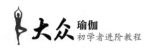

注意腰背挺直、上身前倾,肘关节向上提的时候双肘尽量夹住身体,拉伸时不要过急,向下时控制,同时靠背阔肌、斜方肌、三角肌、腹外斜肌和手臂肌肉的力量协调配合练习。

四、瘦腰美腿组合

(一)腰腿热身

盘腿坐下,右手握瑜伽弹力带,左腿盘着,右腿向侧蹬,在弹力带中间伸直,右手拉弹力带一端,在肘关节处绕一圈,左手放在左腿外侧,身体随自身能力向左侧倒,保持30秒至1分钟或来回运动,之后换腿练习(见图7-99)。

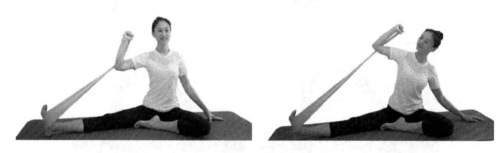

图7-99 拉腿热身

注意抬头挺胸、腰背挺直坐好,此动作为组合前的拉伸热身,可以随身体活动能力加大幅度。

(二)转腰热身

盘腿坐下,左手握瑜伽弹力带,左腿盘着,右腿向侧蹬,在弹力带中间伸直,右手放体侧,左手拉弹力带一端叉腰屈肘于身后,吸气,身体向左转,吐气返回。通过弹力带的阻力给予腰部肌肉的负重拉伸,反复多次让全身热起来,之后换腿练习(见图7-100)。

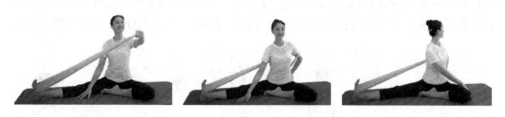

图7-100 转腰热身

注意抬头挺胸、腰背挺直坐好,随自身腰部力量加大幅度,运动时保持身体直立,不要前倾。此动作既能增加腰部力量又能拉伸热身,是很好的练习。

(三)坐姿单腿上下摆动

长坐,左脚侧屈靠近大腿根处(如果坐下去不舒服可以在臀部下面放一块瑜伽砖),将瑜伽弹力带一折四并握住两端，右腿蹬在弹力带中间，两手握弹力带靠近中间段，吸气，拉起右腿，吐气放下至手臂伸直，再吸气提起，吐气放下，重复12—20次，之后换腿练习（见图7-101）。

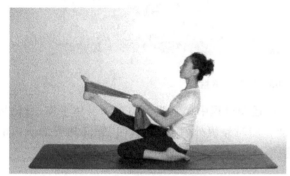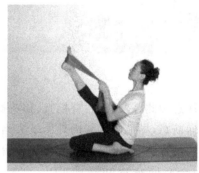

图7-101　坐姿单腿上下摆动

注意抬头挺胸、腰背挺直坐好，吐气放下时腿不要落到地面上，根据腰腿力量让手拿弹力带的位子靠近脚，同时靠腹外斜肌、腹直肌、臀中肌和腿部肌肉的力量协调配合练习。

（四）坐姿左右转

两腿并拢伸直，坐下，一手握瑜伽弹力带两端，手上绕一圈后双手交握，两脚蹬在弹力带中间，身体微微后仰，吸气，拉弹力带向左，把手放到左臀旁，吐气，拉弹力带向右，把手放到右臀旁，来回一次，重复12—20次。如果觉得弹力带给予的力量不足，可以缩短弹力带与脚蹬的距离（见图7-102）。

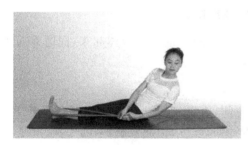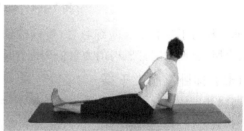

图7-102　坐姿左右转

注意做此练习时，身体尽可能向后仰，左右运动时控制好自己身体的平衡，身体幅度随腰部力量逐渐加大。同时靠腹外斜肌、腹直肌、臀中肌和腿部肌肉的力量协调配合练习。

（五）侧卧上下摆腿

两腿并拢伸直，侧卧，右手握弹力带绕一圈后叉腰，左臂握弹力带屈肘撑在身体左侧，两脚分开蹬紧弹力带，如果觉得弹力带太松，双手可以再绕一圈，吸气，向上抬高右腿，吐气放下，来回一次，重复12—20次。换腿、换方向练习。如果觉得弹力带给予的力量不足，可以缩短弹力带与脚蹬的距离（见图7-103）。

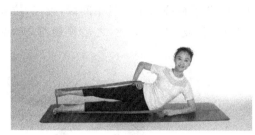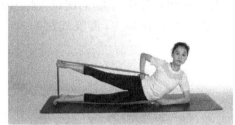

图 7-103　侧卧上下摆腿

注意做此练习时,后背挺直、抬头挺胸,运动过程中控制肌肉力量和身体平衡,身体尽量不要向前趴,尽量用大腿内外侧发力运动。同时靠腹外斜肌、腹直肌、臀部和腿部肌肉的力量协调配合练习,根据自身能力加大抬腿幅度。此动作对瘦大腿内侧效果很好。

（六）仰卧直腿腹肌起

长坐,两脚蹬在瑜伽弹力带中间,双手握弹力带两端,上身躺下,吸气,起身向前,双手拉弹力带向后,吐气,躺下,手臂放松伸直,来回一次,重复 12—20 次(见图 7-104)。

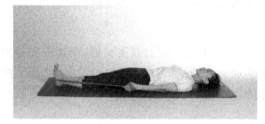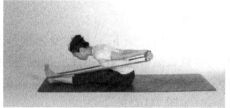

图 7-104　仰卧直腿腹肌起

此动作对于腹肌不好的练习者,可以借助弹力带的力量帮助身体起来,同时靠腹外斜肌、腹直肌、臀部和腿部肌肉的力量协调配合练习。

（七）仰卧直腿上下摆

两腿并拢伸直,躺下,两脚蹬在瑜伽弹力带中间,抬腿,双手握弹力带两端在手上绕一圈或两圈,双臂屈肘夹在腰间,吸气,双腿放下靠近地面,吐气,抬起双腿,来回一次,重复 12—20 次。此动作对于腹腿力量还不够好的练习者,可以借助弹力带给予的力量轻松完成(见图 7-105)。

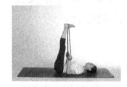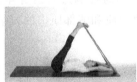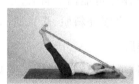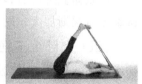

图 7-105　仰卧直腿上下摆

当腰腿力量增强后,可以把双臂放到身后地上,吸气,双腿放下靠近地面,吐气,抬起双腿,来回一次,重复 12—20 次。此动作适合于需要加大运动量的练习者。

注意腿放下时尽量靠近地面,而不是放在地面上,下来时控制好力量,不要让脚后跟落地时扎伤脚。同时靠腰、腹、臀、腿部肌肉的力量协调配合练习。

(八)仰卧单腿左右摆

躺下,右腿屈膝踩地面,左脚蹬在瑜伽弹力带中间,抬腿,双手握弹力带两端在手上绕一圈或握中段,双臂屈肘夹在腰间,吸气,腿向外打开到极限,吐气,抬腿向上收回,来回一次,重复 12—20 次。换腿练习(见图 7-106)。

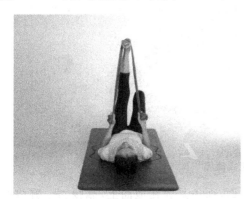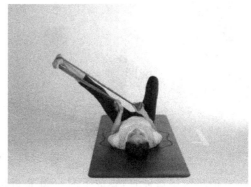

图 7-106　仰卧单腿左右摆

注意动作控制好肌肉力量,尽量用大腿内外侧发力,同时靠腹外斜肌、腹直肌、臀中肌和腿部肌肉的力量协调配合练习,此动作方法正确的情况对瘦大腿内侧效果很好。

(九)船式平衡

长坐,将瑜伽弹力带一折二后双手握两端在手上绕一圈或握中段,两脚蹬在弹力带中间,吸气,两腿伸直向上抬起,双臂向上方伸直,吐气,保持 15—30 秒。如果觉得弹力带给的力量不够,可以缩短手脚弹力带之间的距离(见图 7-107)。

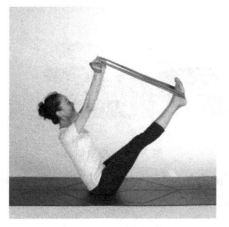

图 7-107　船式平衡

注意抬头挺胸、腰背伸直,双腿、双臂伸直是一个需要相互配合的练习,也是核心力量训练的极好动作。

（十）虎式伸展

跪撑在垫子上,双手握瑜伽弹力带两端绕一圈,右脚蹬弹力带中间,吸气,抬高右腿,吐气放下,来回一次,重复12—20次。换腿练习。如果觉得弹力带给予的力量不足,可以缩短弹力带与脚蹬的距离(见图7-108)。

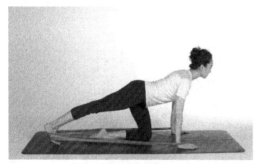
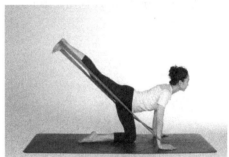

图 7-108　虎式伸展

注意抬腿时尽量伸直,腿放下时尽量靠近地面,而不是放在地面上,靠腰、背、臀协调用力控制好力量和平衡。

（十一）蝗虫伸展

俯卧,双手握瑜伽弹力带两端绕一圈,屈双膝,脚尖顶在弹力带中间,之后双手同时拉住弹力带,吸气,抬头,双臂、双腿伸直,均匀呼吸保持15—30秒。如果觉得弹力带给予的力量不足,可以缩短弹力带与脚蹬的距离(见图7-109)。

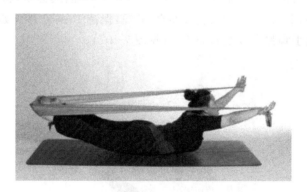

图 7-109　蝗虫伸展

注意当两腿、手臂伸直的时候,双手一定要握紧弹力带,抬头挺胸,身体保持平衡,张嘴吐气。同时靠腰、背、臀协调用力控制好力量和平衡。

（十二）舞蹈式伸展

两腿并拢站立,双手握瑜伽弹力带两端绕一圈,右腿屈膝,右脚背勾在弹力带中间,吸气,抬头,抬起右腿和双臂,均匀呼吸保持 15—30 秒。换腿练习。如果觉得弹力带给予的力量不足,可以缩短弹力带与脚蹬的距离(见图 7-110)。

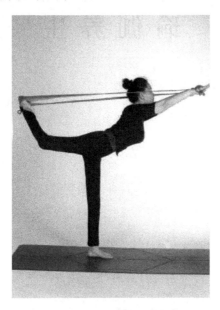

图 7-110　舞蹈式伸展

注意当手臂伸直的时候,双手一定要握紧弹力带,尽量抬高腿,抬头挺胸,身体保持平衡。同时靠腰、背、臀协调用力控制好力量和平衡。此动作初学者觉得有困难可以省略。

第八章

瑜伽养生

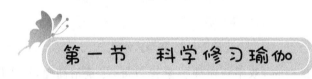

第一节　科学修习瑜伽

　　瑜伽修习前,了解自己身体状况,从最基本的动作开始,强调精准、正确的动作练习只为更好地保护身体健康,避免运动损伤,而非过度、变形动作来进行训练。澳大利亚一项调查显示,四分之一的瑜伽练习者都受过伤,因此在进行瑜伽练习前,初学者应该建立正确的瑜伽练习观念,坚持正确科学的方法,并清楚了解到每个人都可以练习瑜伽,但是并不能说每个姿势都适合每一个人。要想找到适合自己的瑜伽动作练习,就需要先了解自己的脊椎。

一、脊椎与健康

　　据医学相关部门统计,中国有 80% 左右的人不同程度地有过因脊椎问题引起的腰痛或腰腿痛病史。很多人对这根生命支柱的认知程度并不高,而脊椎是人体最重要的机体骨骼,它在人体中扮演着极其重要的角色,不仅支撑人体重量,更提供全方位扭转的活动力,还是人体的第二条生命线,占据人体中枢地位,是身体感觉和动作等生物信息的重要传输通道。

　　脊椎健康与身体健康密切相关,脊椎若存在问题会影响到身体健康。日常生活中姿势不良、运动伤害、错误施力、长期或过度使用脊椎而致其受伤,都可能引发全身性的健康危机。科学认识脊椎，不仅要熟悉脊椎与人体健康的重要关系，更要学习辨别脊椎受损病变时身体发出的警告信号，如肩、颈、背、腰、腿等部位有不明病症的发生，应及时进行预防与治疗。

（一）认识脊椎

脊椎又称"脊柱"，位于身体背部正中，是支撑人体的主梁。脊椎在人体中最先发育，它不仅有负重、减震、保护和运动等作用，而且具有保护脊髓和神经等功能。一旦脊椎受到伤害，尤其伤到脊椎管，则会影响脊髓及神经的正常工作，从而引起驼背、胸廓异常、腰背疼痛、心律失常、头痛眩晕、血压增高、性功能障碍等不良症状。目前发现，有超过百种的疾病发生与脊椎有关。

人的脊柱由 33 块椎骨构成，脊椎内部自上而下形成一条纵行的脊管，内有脊，脊两侧连有 31 对脊神经，侧面观呈"S"形。

随着网络的普及、人们生活方式的改变和生活节奏的加快，越来越多的人有脊椎健康问题，为了保护脊椎健康，需要经常进行自我检查，以判断个人脊椎现状。可以通过以下简单的测试，判断脊椎是否健康。

（1）鞋后跟常被磨得高低不平、左右不对称，这通常是由于脊椎长轴受压的不均衡或双腿长度不相等造成的。

（2）不能完全进行十分舒适的深长呼吸，而呼吸能力的强弱与脊椎的健康紧密相连。

（3）下颌上下、左右运动时会发出"咔嗒，咔嗒"的声音，这可能是因为下颌关节负荷过重，或两侧关节不均衡运动影响两侧颌骨的发育和肌力量的平衡而引起。

（4）头部或臀部不能轻松地向两侧扭动或旋转相同的角度，伸展、旋转的范围逐渐缩小。

（5）颈部、背部、腰部等更多部位的关节运动时会发出爆裂的声音，多是由于脊椎关节被锁住或卡住了。

（6）常有头痛、精神不能很好地集中的情况出现，因为脊椎问题影响到了大脑健康。

（7）颈、腰、背部及肌肉或关节的软组织经常出现疼痛症状。

（8）体质差，对疾病的抵抗力较弱。脊椎问题可影响神经内分泌系统工作，而神经内分泌系统在抵抗疾病和防止传染方面扮演着重要的角色。

（9）向前行走时脚尖会向外展开，这通常是由下部脊椎或髋骨问题引起。

（10）感到背和颈部僵硬不适。

（11）有驼背、耸肩等不良姿态，这说明身体的中心线已经发生偏离。

（12）左右腿长短不一。

如果发现自己有这些情况可以向脊椎矫正医生进行咨询确诊，并进行有效的治疗。在治疗的同时或治愈后的过程中，可在医生和教练的专业指导下有选择性、针对性地练习。

（二）瑜伽修习对脊椎的作用

90％以上的瑜伽动作练习，都是围绕脊椎这根人体大梁展开，不同瑜伽体式的练习不仅可以改善骨骼肌肉发展,还能够矫正骨骼发育不良症状,这并不意味着瑜伽是万能的,但它的确有良好的辅助治疗和预防脊椎疾病的功效。

脊椎除有支持和保护功能外,还有灵活的运动功能,虽然在相邻两椎骨间运动范围很小,但多数椎骨间的运动连接在一起,就可进行较大幅度的运动,其运动方式包括屈伸、侧屈、旋转和环转等。脊椎各段的运动度不同,这与椎间盘的厚度、椎间关节的方向等制约因素有关。人在立正姿势时,通过身体所牵引的垂直重力线经过颈椎体到后方。而脊柱弯曲,特别是颈椎与腰椎,随重心的变化而改变其曲度。骶部完全不动,胸部运动很少,颈部和腰部则比较灵活。

当我们了解了脊椎的重要性开始锻炼时,一定要考虑到不正确的姿势可能带来的种种伤害,所以瑜伽爱好者也一定要根据自己的身体状况,从最基础的锻炼出发,学会用科学的方式训练肌肉和骨骼,端正姿态,练就平衡。只有通过长期正确的练习,才能很好地管理自身的脊椎,在强化支撑脊椎肌肉的同时消除脊椎与四肢病痛,优雅而坚韧地支撑起我们健康的身体,永葆健康体魄和年轻心态,真正获得健康、幸福生活。

二、如何避免在瑜伽运动中受伤

(一)从最基础、最正确的姿势开始修习

本书考虑到初学者对于瑜伽动作修习认知不足,所以特意在单人练习动作中介绍了每个动作的锻炼步骤和注意事项,还有禁忌,就是为了保证瑜伽爱好者在没有教练的指导下正确科学地进行锻炼,并遵循以下几点原则。

第一,应先了解正确姿势的概念,以科学的方式,通过垂直、水平、与地心引力对照等方法,建立起身体各部位的中心线,为精进体位准备好科学准则。

第二,要掌握身体各部位的活动姿势,包括手掌、脚掌、盆腔、肩膀等部位的姿势,如果身体出现歪斜,可及时将身体拉回正确的姿势。

第三,正确的练习从基础姿势开始,包括站姿、坐姿等,从而循序渐进地切实掌握瑜伽的各种体位法。

第四,适当并逐步了解基础的身体解剖知识,熟悉人体的肌肉群和其主要肌肉,正确锻炼各部位肌肉。

第五,学会正确的呼吸方式,呼吸有了问题,身体的循环系统、消化系统、排泄系统都会受到影响,大量毒素会积累在身体各个部位,从而成为致病之源。

(二)避免过重负荷,保持量力而行、循序渐进的态度

进行体位法的练习时,应该遵循量力而行、循序渐进的原则,针对各人的身体状况找到合适的练习方法。因为瑜伽体位法基本都是直接作用于脊椎的,只有运用正确的方法才能达到强化脊椎和肌肉的目的。如果练习不得当,体位法不正确,或是练习时操之过急等,都可能引起肌肉、韧带的损伤,造成脊椎的移位。比如,某人平常不热爱运动,练瑜伽完全是一

时兴起,此时若不按照循序渐进的原则来练习,突然对身体进行牵、拉、扭、挤等过度练习,就极易引发肌肉的疲劳、韧带拉伤等问题,进而造成脊椎移位,引发脊椎病或其他相关疾病。

因此,初学者应特别注意在进行单侧伸展式的过程中不断观察身体的各部位是否倾斜的,如果肌力不平衡容易造成身体重心失衡,可以多进行全伸展式的练习。

(三)咨询有经验的专业老师

从专业技能来说,经验丰富的专业老师对人体的构造、瑜伽修行的观念、体位法的正位概念、动作编排都有很好的掌握能力,对于动作的讲解能够进行完整、详细的说明,能给不同练习阶段的修习者提供合适正确的练习方法。例如,在初学者进行难度较高的动作时及时提出警告,为初学者讲解其他替代动作,传授利用辅助道具练习的方法,练习具体动作时应该注意的安全事项等。

每个人的身体状况不同,如果只顾模仿唯美的动作,那么伤害会很大,学会向老师提出问题,练习过程中有任何问题或身体不适,随时停下来请教老师。练习时谨记老师的讲解,量力而行、循序渐进,切忌操之过急,追求"完美"正确的动作。

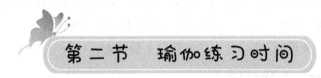

第二节 瑜伽练习时间

在选择不同时段修习瑜伽时,根据人体生理特点,避免加重身体负荷,应选择不同的体式进行锻炼,这样能更有利于促进新陈代谢、骨骼伸展、调节身心。对修习者而言,高强度运动可以在餐后三个小时进行,这样可以有效刺激中枢神经;中强度运动在餐后两个小时进行,以消耗身体多余的热量;低强度运动可以在餐后一个小时进行,调整代谢、舒缓神经。所以不同运动强度消耗的体能不同,其运动后的效果也不一样,但整体瑜伽修习还是强调天地、心神合一,修身养性更重要。

一、清晨瑜伽,唤醒身体

清晨起床净齿洁面后,喝几口温水,温润肠道,在早餐前做一场清晨瑜伽,洁净一整夜积累的毒素和晦暗,使身体慢慢充满活力,迎接新的一天。练习动作可多为轻柔的基础体式,让修习者感受到身体在早上恢复活力,为精神的工作生活打下基础,亦可以令人思维敏捷、不易疲劳,同时还能够让身体的力量得到强化。适合练习的时间控制在15—30分钟,时间过长不利于清晨醒神,会导致身体过于疲惫,也不符合人体生物钟。

二、晨间瑜伽,净化心神

早餐后约两小时,可以进行一次稍有强度的瑜伽练习。这个时间练习瑜伽,除了有身体

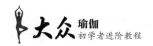

的拉伸体式还可以增加一些力量性的体式,这样能挤压脂肪、纤细肢体、拉长肌肉,使身体的力量得到强化,加速大肠的蠕动,达到排毒减肥的效果。练习时间以 1 小时为宜,练习后整个人会变得更加年轻、积极、有活力。

三、午后瑜伽,消除疲劳

14—16 点这段时间练习瑜伽,能有效地消除春困秋乏夏打盹的现象,能够让人深刻体会身体、心理和精神的联系与协调,消除疲劳,让身体在非常放松和柔软的状态中顺畅、自然地完成练习,达到均衡五脏六腑、纠正脊椎形态、促进晚间排便、协助身体减肥的效果。适合练习时间为 30 分钟至 1 小时,能唤醒人体机能。

四、晚间瑜伽,强健身体

晚间瑜伽主要在 18—22 点这个时间段练习,通常这个时候人体体温较高,因而肌肉最为柔韧,那么此时是最适合练习的时间,柔韧性运动会变得较为轻松;而一天疲劳工作下来人的心情放松,对于力量型、持久型纤体瑜伽,通过合理完全的全身肌肉拉伸,利用身体生理记忆功能,即使增强运动强度也能让身体轻松快活,使我们放松大脑,释放压力,促进排毒,缓解一天紧张的情绪,让修习者能够获得明显的瘦身效果。适合练习时间为 1—2 小时,能燃烧脂肪的同时改善亚健康,亦可进入夜间休息平静状态。

五、睡前瑜伽,安神助眠

对于朝九晚五的上班族来说,加之家务的繁重,可能想要完整练习瑜伽着实不易,但可以学会合理利用碎片时间。每晚临睡前进行冥想和瑜伽呼吸,或简单的拉伸体式,关注呼吸,排除一天下来的杂乱情绪,同样可以让我们放松大脑,缓和紧张的情绪,排压解毒,消除一天的身体疲劳。适合练习时间 15 分钟左右,冥想调息和拉伸体式每晚可根据身体状况交替进行,感受宁静祥和的心境,使身体迅速进入平静状态,帮助身体拥有完整、优质的睡眠。

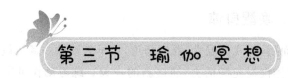

第三节　瑜伽冥想

瑜伽冥想不是宗教,也不是玄学,冥想是瑜伽中独具特色的一项技法,是实现入定的途径。冥想是一种对生命系统能量释放、重组、修复、优化的综合过程,经过冥想透彻洗礼,使生命更加平和与宁静,对整个机体有着意义深远的作用。冥想是一种很好的精神减压方式,可以提高人集中精神、控制自身意识和调节身心的能力,从而帮助人们达到内心更加平静、祥和的状态。简而言之,在宁静中实现自我放松的境界。

瑜伽冥想方法很多,大多数体位姿势采用至善坐、吉祥坐、莲花坐,练习冥想时通过意念来感受实体的运动,控制气脉在体内流通,产生不同的效果。冥想练习,通常选择在环境幽静的地方,或在山林湖海边,将注意力集中在某一固定的实体中,使自己的精神完全沉浸在无限深邃的寂静中。下面为大家介绍几种常见的冥想方法。

一、语音冥想

语音冥想即曼特拉冥想。在这里向大家介绍一种最古老、最常用也是最有效的 Niguna 语音冥想:Om(AUM)。这个语音是一个最古老的语音,也是一切语音冥想的根基。印度瑜伽师们解释,这个词语就像我们闭着嘴巴发"Home"(家)的音,人们常常念诵这个语音就会有归属感。

瑜伽语音"Om"(AUM),在反复诵念时,这语音常常要延长来念。修习瑜伽者往往最先练习这个瑜伽语音,以达到心灵的宁静、平和。按一种舒适的瑜伽坐姿坐好,做瑜伽呼吸(尽量使呼吸深长,但是不能深长到两肩及颈部吃力),要高度注意自己的呼吸,每次呼吸都在心里对自己说:吸气、吐气,做这样持续的完全呼吸。但是每次吐气,以感到舒适为限,用最深沉的可以听见的声音念语音"噢姆"(Om:AUM)。以让自己的双耳能听到为准,把该语音念得与吐气过程一样长(记住你的呼吸不应该是匆忙的,应该是逐渐稳定而前后一致的。"噢姆"语音应该是延长诵念出来的,而不该是短促地冲口而出)。

把注意力集中在语音上面,如果你的心灵游荡在某些别的思想上,不要感到不安,慢慢感受自我,轻柔地进入练习中。感受你身体每一个细胞都充满了平和、安静和力量。每次吐气,感到无数的"噢姆"音节把这种平和传播到整个环境,整个宇宙,以至一切生灵上去。身处善良品质的高度上,达到提升自我、净化心灵的目的。从这一步,瑜伽冥想更往深处发展,逐渐演变为完美的禅,而最终进入入定状态。

二、烛光冥想

做烛光冥想前要先活动眼球,按上、右、下、左顺时针方向转动 10 次;逆时针方向转动 10 次。先慢后快。然后以舒适的坐姿坐好,蜡烛放置在 1 米远的地方,火苗的高度同眼睛的视线平行(如佩戴隐形眼镜,需要摘掉),低头,然后慢慢抬头移动自己的视线到达烛台的底部,再到达火苗,仔细观察火焰的大小、颜色、形状,包括里焰和外焰。不要眨眼睛,如流泪不要揉眼睛。观想自己两眉之间一个亮点,宜到亮点消失后,身体平躺,做放松术的练习。重复做三次。烛光冥想有清洁眼睛、缓解眼睛的疲劳、改善视力的作用,也可以使眼睛发亮有神,很多眼科专家关注烛光冥想法来治疗各种眼科疾病。同时烛光冥想法还有助于调节睡眠,提高睡眠质量,减轻失眠症状。

提示:利用这种凝视和内视的方法练习 3—5 次之后,不要马上停止冥想状态,你可以继续闭上眼睛,体会一下刚才的感觉。如果这种烛光冥想法没有给你带来不适的感觉,你可以每天都做这种冥想练习,你会感觉心灵更加平静、精神更加饱满。对于弱视的人来说,可能最初的几次练习让你有要流泪或者眼睛酸胀的感觉,这是很正常的现象,但如果你感觉十分难受且不能集中精神,你可以放弃而选择其他冥想方法。切记,不可以勉强自己。

三、一点凝视冥想

一点凝视冥想主要是将双目的注意力集中在一点上(如一朵花、一根手指),所有单一物体都可以,可选站姿或坐姿,所放物体与眼睛平行即可,维持姿势直到双眼流泪为止。然后闭上双眼,努力地去感觉闭眼时眼前的色彩变换(由红到黄)。此练习可以净化心灵,排除杂念。

四、舞蹈冥想

舞蹈冥想是一种让身体细胞活跃的一种方式,首先需要选择喜欢的音乐,抒情、唯美、动感、韵律的都可以,最好选择没有歌词的纯音乐,不要选择那些伤感的音乐就好。站立,保持脊柱直立,双手合掌于胸前,开始前深呼吸3次,闭眼沉浸在音乐世界中,感受身体随音乐翩翩起舞,想象自己像优秀舞者那样自由起舞。这种冥想很容易排除烦忧,让心情愉悦轻快,让人获得幸福感。

五、蓝图冥想法

这种冥想法从某种意义上来说,就是一种发挥想象、让人的心灵在美好的事物里找到安宁、平静的一种练习。这种想象是一种自我精神引导的方式,也是我指导学员在冥想练习中最常用的简单冥想学习方法。

选择一种舒适的坐姿或躺姿,做3次腹式呼吸后闭上眼睛、放松整个身体,面带微笑地、心情愉悦地想象你最喜欢的事物,或是可以展开你充分的想象力来组织心中的蓝图。

而在练习中每次可以选定一个主题:除了自己喜好的事物外,可以是湖边郊游漫步,领略微风拂面,春心荡漾;也可以是进入丛林呼吸新鲜的空气,沐浴阳光;或是自己最想体验的世界各国的风景,静静地感受慢下来的那种休闲。而最好的肯定是感受自己走进大自然,这样能更好、更快地让自己身心放松,抛开烦恼,获得一次短暂的心灵净化。

六、睡眠冥想

睡眠冥想顾名思义就是躺着放松身体,主要是帮助改善睡眠,调节神经系统。建议选择缓慢、平和、幽静的音乐,躺在垫子上,双手、双脚分开,后背脊柱靠紧地面,用意识从脚尖到头顶扫描10次后做3次深呼吸,这样重复3次后,放空大脑,什么都不要想。如果平时睡眠不好,不但可以用此方式,同时告诫自己,只有放松、休息好了才能更好地迎接明天的一切。

知识链接

一、瑜伽冥想"十二原则"

（1）选择一个专门的地方来练习，这样可以帮助找到安宁感，易于进入瑜伽冥想状态。

（2）选择一个固定的时间——清晨和傍晚比较理想。

（3）利用相同的时间和地点，让精神更快地放松和平静下来。

（4）坐下来后，让背部、颈部和头部保持在同一条直线上，面向北面或者东面。

（5）在冥想的过程中，保持身体温暖（天凉时可以给身体围上毯子）。

（6）最好先做5分钟的深呼吸，然后让呼吸平稳下来。

（7）建立一个有节奏的呼吸结构：吸气3秒，然后吐气3秒。

（8）当意识开始游离不定，不要太在意，也不要强迫自己安定下来。

（9）安静下来之后，让意识停留在一个固定的目标上面，可在眉心或者心脏的位置。

（10）利用选择的冥想技巧进入冥想状态。

（11）在非常纯净的冥想状态到来之前，不要强迫，让游离的状态继续自然地存在。

（12）经过一段时间的练习，游离的思想状态会慢慢消失，最终进入纯净三摩地（最高意识的知觉状态）。

二、冥想注意事项

在进入正式冥想阶段前，除了十二原则外，还应注意以下几点。

（1）选择一个自己感觉很舒服、放松的姿势来练习，可以选择莲花坐姿势；如果你不能做这样的姿势，可以选择简易坐、至善坐、吉祥坐来练习。正确、稳定的坐姿是冥想成功的关键，因为不稳定的姿势会使思想、意识也变得不稳定。

（2）尽量不在冥想前进食，因为这会影响精神集中。

（3）开始时试着每天做一次冥想，以后可以增加到每天2次。冥想的时间由5分钟慢慢增加到20分钟或者更长，但不要强迫自己长时间地静坐。

（4）如果利用一种冥想方式练习几次都感觉不舒服，那么可以放弃这种方式而选择另外一种更适合自己的方式。

通过以上冥想介绍，你会发现冥想并不是对问题进行思考或对现状进行分析，它也不是幻想、白日梦或是让思绪漫无目的地飘荡。在冥想的过程中，主要将注意力转移到一个物体上或是轻松事物上，这样可以放下那些烦扰的问题思考、分析、回忆、判断，以及对过去的执着、对未来的期待等。冥想为的是减缓大脑的思考，降低大脑的感受速度，并用内在的觉察和专注力来取代它们。因此，冥想不是自我与自我的对话或争辩，也不是某种强化思维的过程，它只是一种非常简单、安静、不费力气的专注与清醒。

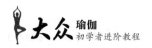

第四节　瑜伽三大学说

关于瑜伽三大学说是一个值得我们深入探讨的话题，它与瑜伽倡导的理念还是很吻合的。

一、性力说

性力说认为瑜伽起源于原始人的生殖崇拜。原始先民盛行生殖崇拜，他们追求幸福，对生物界繁殖能力有一种赞美和向往，认为只有生殖才能让大地和万物生机勃勃。而通过瑜伽动作练习能够增加性能力和生殖能力，这也就有了瑜伽性力说。

二、热力说

几千年前的印度十分炎热，酷热难耐，温度大多都在 40 ℃以上，所以当时的人们是为了抵抗恶劣的自然环境，进行瑜伽练习来增强身体机能。而我们现在的高温瑜伽（热力瑜伽），据说就是为了还原瑜伽最原始的练习环境，这也就是瑜伽热力说的由来。

三、长生不老说

长生不老说认为当时的印度人寿命较短，为了实现长生不老而进入森林和野外进行修行，在观摩了自然现象和飞禽走兽的许多动作后悟出了瑜伽的体位法和哲学。

这种学说也是由"密宗瑜伽"和"昆达利尼瑜伽"延续而来，最早的修行者通过日出日落、云舒云展、观摩飞禽走兽及水中鱼类等生命的活动，观察大自然赋予动、植物的本能及自愈能力。根据当初身体状况，所处环境的不同，结合出种种治病、预防、强健的瑜伽健身术，创造出 8600 组体位法，为人类健康和长寿做出了重大贡献。

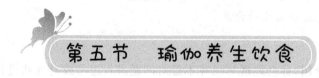

第五节　瑜伽养生饮食

瑜伽是一项修身养性、养生保健的运动。在瑜伽体系中，饮食占据极其重要的地位，很多爱美人士追求健康会选择通过长期修习瑜伽，锻炼身体、改善身形、调节身心，同时修习者也会注意膳食养生，传统瑜伽倡导以素食为主的饮食原则，也称为瑜伽饮食原则，这与现代流行的营养理念并无实质性冲突，坚持这个饮食原则，可以从瑜伽中获得更大收获。而瑜伽饮食观也体现了健康、文明、环保的生活法则,对促进个体健康和环境改善均具有重大意义。

　　根据瑜伽饮食观,自然界食物包含三种属性:悦性食物、变性食物和惰性食物,也是我们宇宙运行势能的三种:悦性力量、变性力量和惰性力量。瑜伽视宇宙为一体,万事万物都是宇宙本体的显现,所有万物的内在都存在着宇宙运行的势能。悦性力量赋予万物生机、快乐和喜悦;变性力量赋予万物不定善变;惰性力量赋予万物慵懒、怠惰与死亡。这三种力量对宇宙本体束缚而造成精细、粗钝不同的万物。因此,所有的食物中这三种力量以不同的比例存在着。

一、瑜伽练习食物归纳

　　瑜伽推崇有营养、低热量的食品,这些食物称之为"悦性食物",下面是为练习瑜伽者进行的食物归纳。

　　(一)谷类:维持健康的"生命支柱"

　　谷类是大地之母提供的一种最基本的,同时也最能满足我们所需的主要食物。俗话说:"人是铁,饭是钢。"谷类是大部分传统食品的基础,益处良多,长期以来被人们视为维持健康和体力不可或缺的"生命支柱"。好吃又有营养的谷物有大米、小米、大麦、燕麦等。

　　(二)豆类:稳定血糖,预防冠心病

　　豆类与谷类、水果、蔬菜和奶制品一样,也是瑜伽饮食的重要组成部分。豆类富含营养,能增强体力、耐力、稳定性和平衡感。它富含的纤维有助于预防便秘、降低胆固醇、稳定血糖、预防冠心病。常见的豆类包括绿豆、大豆、红豆、扁豆、鹰嘴豆、豇豆、芸豆(四季豆)、花斑豆等。

　　(三)坚果:富含人体易吸收的脂肪酸

　　坚果和种子虽小,却浓缩着各种营养,无论做点心或正餐都很合适。

　　(四)奶制品:人体所需的各种营养

　　瑜伽传统一向极尊敬奶牛。在瑜伽文献中,生母、乳母、母牛和大地之母四种不同类型的母亲被共同赞颂。牛奶被认为是一种完美的食物,帮我们维持身体健康,酸奶被认为是健康的守护者和最易消化的奶制品。

　　(五)水果、蔬菜:有利于调节身体平衡

　　瑜伽饮食包括大量种类繁多的新鲜蔬果。不同颜色和口味的水果与蔬菜好看、美味,还富含营养。水果是真正的健康食物,它不仅易于消化,还能够洁净身体并补充体力。

　　(六)油类:身体所需适量摄入

　　油类包含花生油、麻油、菜油等。食油入菜不仅是为了入味,更是为了身体所需。酥油和芝麻油是瑜伽饮食中的珍品,酥油是牛奶的精华,因为它是从纯净的黄油中提炼出来的。酥油一向都被冠以"拉撒雅纳"的称号,意为这是一种能够促进全面健康、使人长寿的食物,被认为是液体黄金。长期以来,芝麻和芝麻油都被瑜伽师认为是大自然给予我们的吉祥和健康的赠礼。

（七）调味剂：促进消化吸收，帮助身体排毒

瑜伽饮食包括天然健康的甜味剂，如蜂蜜和粗糖，这些食物能给身体带来活力，并增进健康。几千年来，瑜伽师把食物香料当作"神奇的可食之物"。食物香料能将营养传送到细胞、组织和器官中，促进身体的康复。瑜伽师经常用到的食物香料包括生姜、桂皮、孜然、香菜、豆蔻、茴香和姜黄。

多食悦性食物，更适合人体的饮食，对人的身、心都大有裨益。因为这些食物很容易被消化，体内不易堆积毒素，能提供很多能量，使身体变得健康轻松且精力充沛、耐力增强；能有效消除疲劳以及工作压力，使心灵宁静又愉快，有益身心。

瑜伽饮食所说的变性食物，是指能够提供能量，有益身体但不利心灵的食物。例如，浓茶、咖啡、巧克力、可可、汽水、海带、太辣或太咸的食物、零食及快餐等都属于具有变性力量的食物。变性食物会干扰和刺激人的情绪，使人心绪不安或过于亢奋，而且会破坏身心的平衡，容易使人感到不快乐。但有时变性食物会随着气候环境和心情的变化，转为悦性食物，人食用后反而带来愉悦的心情。

瑜伽饮食所说的惰性食物，是指会导致身体倦怠、沉重、引发疾病的食物。它们包含肉、鱼、蛋、洋葱、大蒜、菇类；麻醉性饮料、酒、烟、麻醉品等；过度烹煮、发酵、烤、煎、腐坏、加防腐剂及重复加热的食物也同样属于惰性食物。食用后产生的能量使人嗜睡、昏沉、不安，身体易生倦怠、生病，身心变得粗鲁，产生慵懒和不可遏止的欲望，缺乏生命力和开创力。

悦性食物、变性食物、惰性食物的属性并非一成不变，会随着气候、地域、个人身体状况而变，如气候寒冷的地方，变性食物会变为悦性食物，惰性食物会变为变性食物。

二、瑜伽饮食对人体的影响

食物在人体内经过一系列的消化与吸收，由乳糜、血液、肌肉、脂肪、骨骼、骨髓转换到精华液，成为身体的细胞、组织和系统，提供机体活动所需要的能量。饮食、空气、水、身体机能、心情都会影响身体能量的转换，其中以能量的原料——食物影响最大，悦性食物最容易转换成悦性力量，变性食物容易转换成变性力量，惰性食物容易转换成惰性力量，因此食物的摄取将直接影响人的健康、体态、心理和灵性等状态。瑜伽营养的基本原则是要吃得品质高、分量少，瑜伽修行者认为高品质的食物就是促进生命力量又不产生毒素的食物，也就是前面所说的多食悦性食物。

事实上对于我们现代人来讲，我们生病的很多原因不是由于营养不良，而是由于饮食过量、不合理所致。谈到吃得多会导致疾病，相信很多人都非常清楚，如高血压、肥胖症、糖尿病等都属于"富贵病"，生活改善使我们过多地摄取食物，同时饮食结构不合理，导致疾病的产生。这一观点和医学上讲到的"病从口入"的观点达成了某种契合。

而现下流行的断食疗法，和中国道家的"辟谷"相似。自然界的动物可以较好地繁衍生存，很重要的一个原因就是动物经常会面临没有食物、饥饿的状态。而此时对于人来讲，1—3天不摄取食物可以让我们的器官机能休息，通过大量饮水使身体清肠排毒，人的精力反而

更加旺盛。

平时饮食可遵循以下三个原则。

（一）规律进食，保证健康

无论进行哪种运动，都切记不可暴饮暴食。因为胃里容纳太多的食物，会造成胃肠蠕动缓慢，引起消化不良等各种疾病。现代工作、生活、学习节奏加快，不少女性抱怨工作太忙，无法在固定的时间进餐。但长期饮食不规律，极易引起消化系统的慢性疾病。因此，要尽可能地在固定的时间里进餐。若实在太忙，可以随身携带便当，或谷物、水果等便食。

（二）少油少盐，控制摄入

生活中常有聚会，这期间难免会遇到饭局，在这类饭局中，饮酒要适量，同时还应避免多油、多盐、煎炸、精炼等食物。这类食物经过程序复杂的加工处理，油分、盐分超标，无论是从瑜伽养生的角度，还是从身体健康的角度出发，这类食物都应该少食用。

（三）未病先防，构筑健康

平时应注重饮食卫生，记住饭前便后使用洗手液或肥皂洗手，用纸巾擦干。瓜果蔬菜食用前一定要清洗干净；餐具等要保持清洁，定期用蒸煮或其他办法消毒杀菌，确保洁净卫生。均衡的瑜伽饮食结构应该是多吃天然新鲜的、易消化的食物，比如蔬菜、水果、谷物、坚果、乳制品；少吃红肉和鸡肉，多吃鱼肉；油炸、熏烤、干缩、精炼等加工食品要避免。

现代人容易生病，除了运动少，还有一个原因在于想得多，另一个原因就是吃得过多所致。思虑多让我们神经系统受困扰，饮食不当会影响我们的情绪。瑜伽冥想让我们排除烦忧，平静心神；瑜伽饮食则让我们更好地调节身体机能，保护五脏六腑。所以一个人要想身体康健，仅仅只依靠瑜伽运动是不够的，还需会自我调节身心及饮食，这样才能真正达到身体年轻态。

结 束 语

　　在一天忙碌的学习、工作、生活后，做 30 分钟的瑜伽，你会发现它不仅能帮助我们减压减负、舒缓身心，还能随着美妙的音乐放下自我，排除杂念及烦恼，还原真正的自我。瑜伽强调的意念，是希望你把注意力放在身体伸展的地方，需要你感受到身体僵硬的部分逐渐得到舒缓。当身体自然平稳地站在瑜伽垫上，空灵的音乐在耳边流淌，心灵的旅行就这样开始了，随着深长柔和的吸气，引导着整个身体无限地延展开，胸腔逐渐地完全敞开，更多清新的氧气被带入身体，那一刻体会到的是健康生命的延续，随着呼气让整个脊背缓缓延伸向前向下时，虔诚地享受着这一切；而当你的思绪能随着音乐和动作慢慢协调舒展开时，所有的紧张、烦躁和尘世喧嚣都会远去，心灵会来到一个属于你自己的地方，不受外界一切事物的干扰，真切地感受瑜伽的一点一滴。就这样在修习中改善身体的柔韧性，调节呼吸频率及内分泌，使身心得以彻底放松，在动静中享受运动带来的愉悦，感悟生命的伟大与平和的可贵。

　　瑜伽也是一种艺术，每次的修习都会带给我们不同的感受，相信只要去努力就会有收获。在修习不同体式中，任何时候都要学会观察自己、感受自己身体的变化，敏锐地去体察体式的变化和心理的状态，专注体会身与心的一体相应，体会肉体与心理状态在自然和谐中的融合，相信总有一个体式可以改变"自我"的不足，这种健康积极的生活意识观就会产生。人生不强求，顺其自然，水到渠成，有了这样的心境，也就能感受到快乐的源泉。用心去体会瑜伽所蕴含的丰富人生哲理，将瑜伽融入生命，用瑜伽的方式处世，诸多的难题将会迎刃而解，我们的心灵将会变得阳光、灿烂，达到我们健康快乐的本源。

　　瑜伽不是专为柔韧性强的人群发明的运动，相反，这是一项适合绝大多数人学习和锻炼的运动。通过修习瑜伽，你学到的是一种心态，更是一种生活方式。瑜伽来源于生活，又反过来指导生活，瑜伽如同一面镜子，让我们从内向外看自己，在浮躁的生活中学会换一种方式,换一种心态来解决我们所遇到的问题与困难,达到心灵与身体的统一,找到我们行动的方向与目标。瑜伽修习是宁静、平和的,随着舒缓的音乐、伴着平稳的呼吸,尽情地舒展着你的身体,不去想周围人和烦琐的杂事,让大脑得到片刻放松和休息,平复内心的紧张情绪,让这种修身养性的运动伴随着你的生活。

喜爱瑜伽,是因为那种蕴藏在瑜伽中的精神,修习瑜伽永远不是在和谁争和谁比,而是让自己在瑜伽锻炼中感受着身体和心灵带给自己的变化,体验它带给我们的喜悦和宁静,用这种最传统也最直接的方式,让自己的身体和心灵得到最好的洗礼。身心轻松了,人自然也美丽了,在知足常乐的境界中,心无旁骛地一直追随着这项健康、向上、随和、自然的运动。

参 考 文 献

［1］ 美梓.瑜伽与冥想大全［M］.北京:中国华侨出版社,2017.
［2］ 雷斯利·卡米诺夫,艾米·马修斯,莎朗·埃利斯.瑜伽解剖学［M］.黄海枫,译.北京:人民邮电出版社,2016.
［3］ B.K.S.艾扬格.瑜伽之光［M］.王晋燕,译.北京:当代中国出版社,2011.
［4］ 斯瓦米·拉玛.冥想［M］.刘海凝,译.天津:天津人民出版社,2017.
［5］ 坎迪斯·摩尔.瑜伽经典体式完全图解 自我练习提升指南［M］.蔡孟梅,译.北京:人民邮电出版社,2019.
［6］ 林敏.清心瑜伽［M］.广州:广东教育出版社,2004.
［7］ 矫林江.瑜伽全程轻松学［M］.北京:中国纺织出版社,2013.